DIEPSSを使いこなす

改訂版　薬原性錐体外路症状の評価と診断
— DIEPSSの解説と利用の手引き —

稲田　俊也
(いな)(だ)(とし)(や)

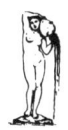

星 和 書 店

Seiwa Shoten Publishers

2-5 Kamitakaido 1-Chome
Suginamiku Tokyo 168-0074, Japan

Guidebook to master the DIEPSS

The revised version of "Evaluation and Diagnosis of Drug-Induced Extrapyramidal Symptoms: Commentary on the DIEPSS and its usage"

Toshiya Inada, M.D., Ph.D.

Seiwa Shoten Publishers, Tokyo
Japan 2012

まえがき

　「薬原性錐体外路症状の評価と診断　—DIEPSSの解説と利用の手引き—」が刊行されてから16年近くの歳月が流れた。この間，DIEPSSは，第二世代抗精神病薬の開発試験や臨床現場における錐体外路症状の早期発見と副作用の定量評価，適切な薬剤選択の判断資料等として，多くの先生方に使用していただくことができ，大変嬉しく思っている。

　DIEPSSは簡便なスケールでありながら，映像クリップをみての十分なトレーニングを受けることにより極めて精度の高い重症度の判別ができる鋭敏な尺度であり，高い評価者間信頼性のあることが示されていることから，薬原性錐体外路症状を評価するための標準的なSSRI (Simple, Sensitive, and Reliable Instrument；簡素で感度が高く信頼性の高い計器）と位置づけられる。

　統合失調症患者に対するハロペリドールを対照薬とした新規化合物の臨床試験では，DIEPSSによる評価でこれらの新規化合物の錐体外路特性の優れていることが次々と実証され，第二世代抗精神病薬として順次，臨床現場に登場し，わが国における第二世代抗精神病薬のラインナップも揃ってきた。薬原性錐体外路症状の発現頻度が少ないとされる第二世代抗精神病薬の普及は，錐体外路系副作用軽減の一助にはなった。しかし，近年では，オランザピンやアリピプラゾールなど第二世代抗精神病薬の気分障害圏への適応拡大や，リスペリドンやクエチアピンなど海外のエビデンスに基づいた適応外使用に言及した日本うつ病学会治療ガイドラインの公表（2011）など，わが国においても気分障害圏への使用の増加が見込まれる状況にある。脳内モノアミンレベルが低いと想定される患者への使用は，標準量以下でも顕著な錐体外路症状を呈するケースや，重度のアカシジアやジストニアのために使用を断念せざるを得ないようなケースもあろう。したがって，抗精神病薬服用中の精神障害患者における錐体外路症状のモニターは，依然として重要な臨床的課題の一つといえる。

　米国で開発されたSimpson-Angus Scaleやカナダで開発されたChouinardらの錐体外路症状評価尺度の確立を試みたが，問題点が多くあり標準化は難航を極めた。定型抗精神病薬の全盛期に開発されたこれら北米の尺度はその後も日本では標準化されないまま，臨床の現場からは定型抗精神病薬が役目を終えて勇退しようという時期にさしかかっている。

　DIEPSSは，2002年に韓国語版の信頼性が確立され，Movement Disorders誌に公表されたのに続いて，中国語版と台湾語版も開発され，時代と世界の要請に応じて2009年9月に刊行されたDIEPSS英語版解説書の巻末の評価用紙・マニュアルには，英語版，日本語版とともに，韓国語版，中国語版，台湾語版が収録されるようになった。国際化する臨床試験や臨床研究にも対応できる状況が整い，近年，わが国主導ですすめられてきた国際共同臨床試験などでもDIEPSSは広く使用されるようになっている。今後も，ますますDIEPSSが全世界的に使用されることになろう。

　本書は，1996年10月に刊行されたDIEPSS日本語版の解説書「薬原性錐体外路症状の評価

と診断 ─DIEPSSの解説と利用の手引き─」，および2009年9月に刊行されたDIEPSS解説書の英語版「DIEPSS：A second-generation rating scale for antipsychotic-induced extrapyramidal symptoms: Drug-induced Extrapyramidal Symptoms Scale」の記載をベースとしているが，1996年版の前著で掲載した一般的な錐体外路症状の治療や誘発薬剤等に関する総説的な内容は割愛し，臨床現場で実際にDIEPSSを使いこなせるような診断学的な解説に特化したDIEPSSの純粋な解説書とした．本書が薬原性錐体外路症状の臨床評価に広く用いられ，これらの副作用に苦しむ患者への治療や予防の対策に少しでも役立つことを祈念する次第である．

2012年1月

公益財団法人神経研究所　稲田　俊也

初版　まえがき

　1994年の6月に米国ワシントンDCで開かれた第19回国際精神神経薬理学会において著者らは薬原性錐体外路症状のなかでも特に臨床上問題となりやすい遅発性ジスキネジアに関するシンポジウムを行った。座長にハーバード大学医学部精神科助教授マックリーン病院所属のGeorge Gardos先生にお願いし，この分野における国際的に著名な先生方にも出席していただき，さまざまな角度から遅発性ジスキネジアに関する問題点についての議論を行った。このシンポジウムでは特に大きな話題とはならなかったが，この機会にこの分野における国際的に著名な先生方と直接意見交換して気づいたことは，薬原性錐体外路症状の臨床評価については欧米でこれまで使われてきたスケールで意外と完璧といえるものがないということであった。当時まだ日本の臨床試験では薬原性錐体外路症状の評価に関しては標準化されたスケールは使われておらず，それらの症状は随伴症状および副作用などの項目としてとりあげられているにすぎないという状況であった。かねてから八木剛平先生より慶応式錐体外路症状評価尺度の改訂とその標準化の仕事をまかされてきた著者は，このスケールについて徹底的な検証を行い，評価項目の入れ替えやアンカーポイントの導入など大幅な改訂を断行していく過程で，慶応式錐体外路症状評価尺度の改訂版というよりもむしろそれとは別の全く新たなスケールの完成をみた。その新たなスケールが，今回本書で紹介する薬原性錐体外路症状評価尺度（Drug-Induced Extrapyramidal Symptoms Scale; DIEPSS）である。

　近年，精神科領域における臨床評価ではますます質の高いデータが要求されるようになってきている。本書は抗精神病薬で発症する薬原性錐体外路症状に関する評価を臨床試験のみならず日常臨床場面でも的確に行えるようにするために，標準化されたスケールであるDIEPSSの使用方法を解説したものである。精神科領域における治療の過程でDIEPSSが広く用いられるようになり，精神科臨床上大きな問題となっている薬原性錐体外路症状についての関心がより高まり，その早期発見や早期治療に寄与することによって，精神科患者の生活の質の向上のために少しでも貢献できることを念願する次第である。

　1996年9月

　　　　　　　　　　　　国立精神・神経センター精神保健研究所室長　　稲田　俊也

DIEPSS 英文解説書（2009） 序文

　以下は，2009 年に刊行された DIEPSS 英文解説書「DIEPSS：A second-generation rating scale for antipsychotic-induced extrapyramidal symptoms: Drug-induced Extrapyramidal Symptoms Scale（2009）」の発刊にあたっての序文（各先生方から寄せられたコメント）を日本語に訳したものであり，本書（DIEPSS 日本語解説書改訂版）に対する直接のコメントではありません。したがって，各先生方の所属施設（名称も含む）や肩書きは英語版解説書が発刊された 2009 年 5〜6 月当時のものです。

各先生方から寄せられたコメント

　英語版 DIEPSS 解説書が出版されたことを，この場をお借りしてお祝い申し上げます。英語で使用できる第一世代の錐体外路症状の評価尺度は，さまざまな面で最適でないと繰り返し指摘されています。日本を本拠地としている世界的に有名な臨床精神薬理学の専門家である稲田博士は，正面からこの問題に取り組み，1994 年に DIEPSS を開発しました。日本語版マニュアルは 1996 年に出版されました。彼は，DIEPSS を開発しただけではなく，この尺度により錐体外路症状を適切に評点できるように，非常に貴重なビデオクリップを準備しました。彼は錐体外路症状の評価に関するワークショップを 100 回以上行いましたが，参加者からの意見を反映することにより，DIEPSS をより適切に伝達できようになったと聞いています。最終的に，DIEPSS は素晴らしい精神測定の結果と前例のないほどの豊富な学習資材が備わったものになりました。DIEPSS が世界中でより広く使用されることを推薦します。

2009 年 5 月 17 日

古川　壽亮
（名古屋市立大学　大学院医学研究科　精神・認知・行動医学分野　教授）

　稲田博士による薬原性錐体外路症状評価尺度（DIEPSS）の約 15 年間の開発を振り返ってみます。DIEPSS は厳密に評価項目を選定しており，徹底的に試験され，その結果は高い信頼性と妥当性を示しています。稲田博士は，医師のトレーニングに豊富な経験を有しています（私がハンガリーで彼のトレーニングコースに参加しました）。この尺度は，適格かつ詳細な説明がありますが，極めてシンプルです。DIEPSS は抗精神病薬で引き起こされる錐体外路系症状の重症度を評価する尺度のなかで，最も広範に研究された評価尺度です。この本のなかでは，DIEPSS について詳細に説明されており，錐体外路症状の領域や評価尺度の開発に携わる

すべての方々にこの本を推薦できます。錐体外路系の副作用を教える先生方や錐体外路症状の重症度を評価する臨床研究者の方々にもこの本は有益です。この尺度が国際的に広く使用され，この尺度により抗精神病薬が安全に使用できるようになることを私は祈願しています。

2009年5月22日

イシュバン ビター
(ハンガリー国ブダペスト センメルワイス大学　精神医学・精神療法学分野　教授)

　英語版DIEPSS解説書が出版され，心よりお慶び申し上げます。尺度のデザインや抗精神病薬を服用中の患者における錐体外路症状の適切な評価ということを考えると，もっと早く実現されていればよかったのに…という思いがあります。DIEPSSは，個々の項目のさまざまな重症度のビデオクリップが用意され，すばらしいトレーニングシステムを有しています。DIEPSSのトレーニングセミナーは，高い評定者間信頼性を得るために重要であるだけではなく，若い精神科医が薬原性の錐体外路症状に関する基本的な症候学を理解する機会を提供できると考えています。錐体外路症状がより高頻度で発現する定型精神病薬の時代に，錐体外路症状の詳細な評価尺度が開発されましたが，DIEPSSは第二世代抗精神病薬の副作用特性のために設計された，標準的な錐体外路症状評価尺度の一つであると思います。この尺度を使用して，次世代の抗精神病薬が使用される患者の錐体外路症状の特性が広く研究され，次世代の錐体外路症状の特徴を理解することに貢献できることを私は願っています。

2009年5月24日

尾崎　紀夫
(名古屋大学　大学院医学系研究科　精神医学・親と子どもの心療学分野　教授)

　今回，薬原性錐体外路症状の評価尺度であるDIEPSSを考案した稲田俊也博士がDIEPSSとその解説の英語版を出版した。DIEPSSは日本で生まれた薬原性の錐体外路症状全般を評価する尺度であるが，原文は稲田博士がハーバード大学留学中に英文で完成させたものであり，その意味ではこの尺度の郷里は米国といってもよい。本尺度はもともと国際的に使用されることを意識して作成されたものなのかも知れない。DIEPSSは1994年に完成したが，その解説と利用の手引きの日本語版が出版されたのは1996年のことであり，日本での使用経験はすでに15年になる。わが国の新規抗精神病薬の開発や臨床研究には今や欠かせない評価尺度になっている。欧米ではこれまで錐体外路症状の評価は主として，Simpson & Angusの

Neurological Rating Scale（パーキンソン症状の評価），Barnes のアカシジア・スケール，AIMS（ジスキネジアの評価）を組み合わせて使われてきた。3つの異なる尺度を使うのは不便である。これに対して DIEPSS は9項目で錐体外路症状全般を簡便に評価できるので大変便利である。

　精神科領域の臨床研究で症状評価尺度の果たす役割は極めて重要である。他の医学領域では多くの場合，生物学的な客観的指標が存在するが，精神科領域では臨床症状の評価以外に指標が存在しないからである。すぐれた評価尺度であるための条件には，信頼性，妥当性の検証がなされているのはもちろんであるが，そのほかに比較的簡便に施行できること，時間がかかり過ぎないこと，アンカーポイントが明確であること，トレーニング用の解説が整備されていることなどがある。DIEPSS はこれらの条件のすべてを満たしている。

　これまでほとんどの精神症状の評価尺度は海外で作成されたものを翻訳して用いてきた。いわば輸入に傾いていたが，DIEPSS は日本が自信をもって世界に送り出せる評価尺度であることを確信し，推薦するものである。

2009 年 5 月 25 日

樋口　輝彦
（国立精神・神経センター　総長）

　私は，稲田俊也博士の旧友・同僚として，慶應義塾大学医学部精神・神経科学教室の精神薬理学グループで，さまざまな共同研究に取り組んできましたが，彼と一緒に働くことに大きな喜びを感じていました。稲田博士は革新的なアイディアを創造することに長けており，分子遺伝学や臨床薬理学などの観点から広範な精神疾患の研究において顕著な業績を残しています。今日，彼は日本における精神薬理学のリーダーです。

　稲田博士は長い間，抗精神病薬の副作用に興味をもち，特に，遅発性ジスキネジアの予防に力を注いできました。彼は薬原性錐体外路症状評価尺度（DIEPSS）を開発しました。この尺度は，抗精神病薬による薬原性錐体外路症状の重症度を正確に評価するものとしては卓越した尺度です。今や DIEPSS は，日本における新規抗精神病薬の臨床試験で標準的な尺度になっています。

　DIEPSS は，実用的かつ標準的な尺度で，錐体外路症状の評価にマッチしており，世界中で使用されています。近年，日本が主導している国際共同治験でも使用されて，アジアのさまざまな国で使用されています。

　DIEPSS を詳細に解説するこの書籍の出版は，非常によいタイミングであったといえましょう。この書籍が，精神薬理学の領域で DIEPSS の認知度を上げ，多くの国で使用されることを推進し，本当に国際的な評価尺度に発展することを心から願っています。

2009年5月28日

神庭　重信
（九州大学　大学院医学研究院　精神病態医学分野　教授）

　稲田博士が世界にDIEPSSの英語版解説書を紹介することはすばらしいことだと思います。稲田博士は，慶應義塾大学を卒業して，その後一貫して，抗精神病薬の副作用，特に錐体外路症状について研究しています。彼は遅発性ジスキネジアの大規模な前向き研究を行い，博士号を取得しました。彼は多くの統合失調症患者を繰り返し評価し新しい錐体外路症状の評価尺度を開発しました。

　DIEPSSは1994年に作成されましたが，その時，稲田博士はボストンにあるハーバード大学医学部精神科マックリーン病院に留学していました。米国ワシントンD.C.で開催された第19回国際神経精神薬理学会で，この分野での際立った研究活動によりRafaelsen賞が授与されました。近年の彼の研究は，遅発性ジスキネジアに遺伝子の脆弱性を含む分子遺伝学まで広がっています。2008年には，傑出した研究により日本臨床精神神経薬理学会から学会奨励賞を授与されました。

　稲田博士はマニュアルにこれまでのDIEPSSの研究の成果をまとめあげました。この解説書は，まだ議論の余地が残っている薬原性錐体外路症状特性に関する評価戦略の新しい時代の始まりを代表するものだと思います。この評価尺度が世界中で使用されて，この分野での未解決の臨床上の問題を明確にするための貴重なツールになることを祈念しています。

2009年5月31日

鹿島　晴雄
（慶應義塾大学医学部　精神神経科学教室　教授）

　抗精神病薬の臨床試験では，主要な症状である陽性症状や陰性症状に対する評価だけでなく，錐体外路症状の評価は極めて重要です。これまでいろいろな錐体外路性運動の重症度を評価するための尺度が，臨床試験で開発・使用されましたが，臨床医は，より簡単で，より敏感でより信頼できる尺度を望んでいます。稲田博士は，まさにこれらの要求に合う新しい尺度であるDIEPSSを開発しました。この尺度は，日本では多くの臨床試験に既に使用され，製薬会社と臨床医のいずれにおいても高く評価されています。

　稲田博士はここに，英語版DIEPSSマニュアルを出版しました。DIEPSSが開発されて以来，英語版の刊行が長く待ち望まれていました。時間がかかった分，編集に大変な注意が払わ

れていると思います。私はこの尺度が世界中で使用されて、すばらしい成果が得られることを期待しています。

2009年6月2日

伊豫　雅臣
（千葉大学　大学院医学研究院　精神医学分野　教授）

　研究者が継続して薬剤性運動障害の評価・記録方法に磨きをかけることは、いうまでもなくきわめてすばらしいことです。稲田博士の相当な努力、何年もの経験と努力の成果を称賛いたします。残念なことに、「錐体外路症状は過去のものである」という製薬業界の見解を、多くの精神科医が盲目的に、また無批判に受け入れています。それが本当ならいいのですが！

　鋭い洞察力をもっている先生方は、錐体外路症状を適切に管理することが臨床上重要な問題の一つであることを十分に認識しています。抗精神病薬を処方する精神科医は錐体外路症状の管理を適切に行うべきです。そして、そのための最善の方法は標準化された尺度で専門的技能を修得することです。

　しかしながら、ほんの少数の先導者が、初期の評価尺度を独占的に使用し続けたため、この分野における評価尺度のほとんどすべては化石化しています。初期の評価尺度が稲田博士の開発したDIEPSSのように完璧なものであればよかったのですが、決してそうではありませんでした。過去に使用されてきた尺度は、錐体外路症状の多様性と普遍性を適切に捉えることができないため、必要な事項が根本的に欠落していました。したがって、初期の評価尺度の弱点を克服しようと試みて、従来の尺度から置き換わる代替尺度として、堅実で臨床的にも統計学的にも洗練されたDIEPSSを開発した稲田博士のこの分野への貢献は、歓迎されるものです。

2009年6月19日

ディビッド　カニンガム　オーウェンズ
（英国スコットランド　エジンバラ大学　臨床精神医学分野　教授）

目　次

まえがき ………………………………………………………………………………… III
初版　まえがき ………………………………………………………………………… V
DIEPSS 英文解説書（2009）　序文 ………………………………………………… VI

第1部　薬原性錐体外路症状評価尺度（DIEPSS） ……………………………… 1

第1章　開発の経緯 …………………………………………………………………… 3
1. わが国における DIEPSS 開発までの状況 …………………………………… 3
2. Simpson & Angus 神経学的評価尺度（SAS）の開発断念の経緯 ………… 4
3. Chouinard & Ross Chouinard による錐体外路症状評価尺度の開発断念の経緯 ……… 7
4. 簡素・鋭敏で信頼できる評価尺度を目指して ……………………………… 8

第2章　DIEPSS の妥当性 …………………………………………………………… 11
1. 因子構成 factor structure ……………………………………………………… 11
2. 併存的妥当性 concurrent validity ……………………………………………… 11
3. 予測的妥当性 predictive validity ……………………………………………… 13
   1) 抗パーキンソン薬投与による錐体外路症状の改善 …………………… 13
   2) DIEPSS による非定型抗精神病薬と定型抗精神病薬の錐体外路特性の比較 …… 13

第3章　DIEPSS の信頼性 …………………………………………………………… 15
1. 評価者間信頼性 inter-rater reliability ………………………………………… 15
2. 試験再試験信頼性 test-retest reliability ……………………………………… 16

第2部　DIEPSS の具体的な評価のしかた ……………………………………… 19

第1章　全般的な留意事項 …………………………………………………………… 21
1. DIEPSS 評価の重要性 ………………………………………………………… 21
2. 全般的な留意事項 ……………………………………………………………… 21
   1) 薬原性錐体外路症状の概要 ……………………………………………… 21
   2) DIEPSS 評価の全般的留意事項 ………………………………………… 23
   3) よくある質問 ……………………………………………………………… 24

第2章　個別項目を評価する際の留意点 …………………………………………… 29
1. 歩行 ……………………………………………………………………………… 29
   1) 臨床特徴と重症度評価のポイント ……………………………………… 29
   2) よくある質問 ……………………………………………………………… 30
2. 動作緩慢 ………………………………………………………………………… 31
   1) 臨床特徴と重症度評価のポイント ……………………………………… 31

  2）よくある質問 …………………………………………………………………… 32
 3. 流涎 ………………………………………………………………………………… 34
  1）臨床特徴と重症度評価のポイント …………………………………………… 34
  2）よくある質問 …………………………………………………………………… 34
 4. 筋強剛 ……………………………………………………………………………… 36
  1）臨床特徴と重症度評価のポイント …………………………………………… 36
  2）よくある質問 …………………………………………………………………… 36
 5. 振戦 ………………………………………………………………………………… 37
  1）臨床特徴と重症度評価のポイント …………………………………………… 37
  2）よくある質問 …………………………………………………………………… 37
 6. アカシジア ………………………………………………………………………… 40
  1）臨床特徴と重症度評価のポイント …………………………………………… 40
  2）よくある質問 …………………………………………………………………… 41
 7. ジストニア ………………………………………………………………………… 43
  1）臨床特徴と重症度評価のポイント …………………………………………… 43
  2）よくある質問 …………………………………………………………………… 44
 8. ジスキネジア ……………………………………………………………………… 46
  1）臨床特徴と重症度評価のポイント …………………………………………… 46
  2）よくある質問 …………………………………………………………………… 47
 9. 概括重症度 ………………………………………………………………………… 48
  1）臨床特徴と重症度評価のポイント …………………………………………… 48
  2）よくある質問 …………………………………………………………………… 49

文　献 …………………………………………………………………………………… 50
あとがき ………………………………………………………………………………… 55

Appendix ………………………………………………………………………………… *i*
 Ⅰ. Japanese version ………………………………………………………………… *ii*
 Ⅱ. Chinese version ………………………………………………………………… *vi*
 Ⅲ. Taiwanese version ……………………………………………………………… *x*
 Ⅳ. Korean version ………………………………………………………………… *xiv*
 Ⅴ. English version ………………………………………………………………… *xviii*

第1部

薬原性錐体外路症状評価尺度(DIEPSS)

第1章

開発の経緯

1．わが国における DIEPSS 開発までの状況

　クロルプロマジンが抗精神病薬として精神科の臨床で使用されるようになったのが1952年であり，6年後の1958年には陽性症状に対して極めて切れ味のよい効果を示したハロペリドールが使用可能となり，統合失調症の薬物療法は画期的な進歩がもたらされた。しかし，その一方で，抗精神病薬が使用されるようになった直後から，錐体外路症状が高頻度に発現するという新たな問題が提起され，その対策が迫られるようになった。

　新規抗精神病薬の開発という視点からは，この錐体外路症状を軽減するため，当初は治療効果の発現と錐体外路症状惹起の相関性に着目され，抗精神病作用の強化を目指す指標として薬原性錐体外路症状の強化に向かい，フェノチアジン側鎖のピペラジン化と置換基のハロゲン化，スルファミド化によって用量力価がクロルプロマジンの数倍から約100倍も高く，自律神経作用は弱いが薬原性錐体外路症状の強いチオプロペラジンやフルフェナジンなどの定型抗精神病薬が次々と開発されていった。しかし，臨床現場における重度錐体外路症状の頻発は患者の社会復帰を促すうえで日常生活にさまざまな困難をきたすことが大きな問題となり，新規化合物の開発は次第に抗精神病効果の純化と薬原性錐体外路症状の解離を目指す非定型化の流れが定着した。このような背景のもとに開発がすすめられてきたのが第二世代抗精神病薬である。

　近年，錐体外路症状の出現頻度が低いとされる第二世代抗精神病薬が次々と上市され精神科臨床で広く使用されるようになったが，いずれの薬剤もドパミン遮断作用あるいはドパミン機能調整作用を有することから，依然として薬原性錐体外路症状に対するリスクは日常臨床において無視できるものではなく，それらの重症度を的確に評価することは，精神症状の推移を的確に把握することとあわせて精神科臨床上の重要な留意点の一つとなっている。

　これらを評価するための尺度としては，1970年にパーキンソニズムに主眼をおいて作成された Simpson & Angus（1970）による神経学的評価尺度（Simpson-Angus Scale；以下，SAS）が，また1980年には薬原性錐体外路症状全般を評価の対象とした Chouinard & Ross Chouinard ら（1980）が開発した錐体外路症状評価尺度（Extrapyramidal Symptom Rating Scale；以下，ESRS）が公表され，主として欧米における臨床試験では SAS と他の尺度の組み合わせやその改変版が用いられたり，ESRS が用いられるようになった。一方，わが国では西洋人に比べて遅発性ジスキネジアの重症例の報告が少なかったこともあり（風祭ら，1973；荻

田，1973），その危険因子の一つである急性期錐体外路症状についての関心が欧米ほど高くなかったのが事実であり，1990年代前半までは臨床試験でこれらの評価尺度が使用されることはほとんどなかった。実際，1990年代前半までにわが国で行われてきた抗精神病薬に関する薬効評価のための臨床試験では，精神症状の推移については簡易精神症状評価尺度（BPRS）などの標準化されたスケールが用いられてきたが，錐体外路症状の評価に関しては特に標準化されたスケールは使用されず，重篤な錐体外路症状のみられた患者は有害事象や副作用としてこれらの症状を臨床試験の担当医師が独自の判断で拾い上げていたのが実情であった。しかしこのような評価では各精神科医師により取り上げられる基準にばらつきがあり，データとしての信頼性に乏しいことから，標準化されたスケールにより薬原性錐体外路症状を評価し，客観的に信頼できるデータを集積していくことの必要性が以前からも指摘されていた。

著者は1987年から実施した遅発性ジスキネジア発症に関する前向き研究（Inada et al, 1991a, 1991b）で，対象となった1,000名以上の統合失調症患者に対して，急性期錐体外路症状および遅発性ジスキネジアの評価を5年間にかけてのべ3,000回以上の診察場面で行い，抗精神病薬で発症する錐体外路症状についてあらかじめ熟知した上で，まずは国際的に広く使用されている評価尺度の検証作業から着手した。1990年代前半の統合失調症の薬効評価に関する臨床試験における薬原性錐体外路症状の評価尺度の使用状況は，国際的にみても使用されるスケールはさまざまな状況であった。大別すると，①パーキンソニズムの評価に焦点をあてたSASと，Barnesアカシジア尺度（以下，BAS）（Barnes, 1989）や異常不随意運動評価尺度（以下，AIMS）を組み合わせ（オランザピン，クエチアピン），②SASをプロトタイプとして他の錐体外路症状を含めて改変されたSimpson-Angus変形版尺度（クロザピン），③Chouinard & Ross Chouinardによる錐体外路症状評価尺度（リスペリドン）に分類される。そこで，まずは米国で開発されたSASやカナダで開発されたESRSの確立を試みた。

しかし，後述するように，これらの尺度は解決すべき課題や問題点があまりにも多く存在し，うまく標準化できなかった。

2. Simpson & Angus 神経学的評価尺度（SAS）の開発断念の経緯

SASは，薬原性錐体外路症状の評価尺度としては抗精神病薬に関する薬効評価や臨床精神薬理学的研究の際に欧米で広く使用されてきたものである（Simpson & Angus, 1970）。この評価尺度はパーキンソニズムに焦点をあてて作成されており，歩行 gait，腕落下 arm dropping，肩懸振 shoulder shaking，肘硬直 elbow rigidity，体位の固定または手首硬直 fixation of position or wrist rigidity，脚落下 leg pendulousness，頭落下 head dropping，眉間叩打 glabella tap，振戦 tremor，流涎 salivation の10項目からなり，それぞれ5段階のアンカーポイントが付されている。アカシジア，ジストニアや遅発性ジスキネジアを評価する項目がないことから，抗精神病薬投与による薬原性錐体外路症状全般を評価する際にはBASやAIMSなどと併用されることが多い。

まずはこの広く普及しているSAS日本語版を確立するにあたり，この尺度に含まれる各症

状評価項目の検討を行った。まずは実際の臨床現場で数十例に評価をしてみて感じたことは，①筋強剛に関する項目が6項目と過半数を占めるのに対して，運動減退症状に関連する項目は歩行の1項目のみであり，パーキンソニズムの諸症状がバランスよく評価できるとはいえないこと，②筋強剛の各項目や眉間叩打等の評価項目が必ずしも精神科医が早期に臨床的な問題点として取り上げるべき特徴的な薬原性錐体外路症状とはいえないこと，③筋強剛に関連する項目の重症度は評価場面のビデオ画像では重症度評価ができないため，実際の重症度評価では実例を目の前にして評価することになるが，アンカーポイントに示されたそれぞれの重症度を示す症例がタイムリーにそろわず，評価者間信頼性をすべてのアンカーポイントに対して確認できそうになかったこと，④試験再試験信頼性に至っては実施不可能な項目が半数以上を占めていたこと，などの問題点が挙げられた。

　また，パーキンソニズムに特化したSASは，アカシジア，ジストニア，ジスキネジアに関する項目が含まれていない。体がムズムズするといったアカシジア，投与初期にみられる舌の捻転突出や眼球上転等のジストニアは服薬アドヒアランスに衝撃的な悪影響を与え，服薬中断から精神病症状の再発を引き起こす。また，ジストニアが引き起こす運動症状や抗精神病薬の長期投与後にみられるジスキネジアは早期発見による対策が遅れると難治性の運動障害として，抗精神病薬中止後も持続することがしばしばみられる。その一方で，抗精神病薬がもたらす筋強剛や動作緩慢は，抗精神病薬の副作用ではあるが，臨床現場では不穏・興奮の著しい患者に対しては抗精神病薬の鎮静効果を補完している。すなわち，副作用として患者が最も苦痛に感じる臨床上問題となる症状は何かという副作用評価の原点にたったとき，換言すれば，精神科領域における副作用の評価尺度として臨床現場で難渋するレベルの症状を定量的に測定できる臨床的に有用な評価尺度を開発するという視点からは，抗精神病薬を服用中の統合失調症患者に対しては，パーキンソニズムに関する症状項目のみならずアカシジア，ジストニア，ジスキネジアも同時に評価することは，必要不可欠な症状評価項目の選択であると考えられた。

　結局，SASの精神医学領域における副作用の重症度を評価する指標としては必ずしも十分な妥当性があるとは言い難いこと，および信頼性を確立することが困難と考え，日本語版検証の研究計画は中止となった。実際，1994年に米国ワシントンDCで開催された第19回国際神経精神薬理学会において，著者等はNeuroleptic associated tardive syndrome: clinical features and neuropathology というタイトルでシンポジウムを企画し，薬原性錐体外路症状に造詣の深い精神科医等と意見交換を行った際にも，これまでに満足できるような薬原性錐体外路症状に関する適切な評価尺度はなく，その開発の必要性を指摘する意見がみられた。後にエジンバラ大学のOwen教授は1999年にケンブリッジ出版から出された「抗精神病薬の錐体外路系副作用ガイド」という書籍の中で，SASについて以下のようにコメントしている。

　SASは，薬物試験におけるパーキンソン症状の記録を標準化するために，同じグループによる初期の試みを拡充した結果，項目数を8項目から10項目に増やしてできた評価尺度です。評価尺度はパーキンソン症状を基にしています。この評価尺度は明確に記述された試験手順に

表1　神経学的評価尺度（Simpson & Angus, 1970）

Item	Description	Comment
1	Gait	Compound item
2	Arm dropping	Anchor point 'a slout slap'
3	Shoulder shaking	?Different from (2)
4	Elbow rigidity	
5	Wrist rigidity	
6	Leg pendulousness	
7	Head dropping	Anchor point 'a good thump'
8	Glabella(r) tap	?Non-specific (in ψ population)
9	Tremor	?Resting ?Postural
10	Salivation	

基づいており，0～4の重症度のアンカー・ポイントは明確に定義されています。

　一般に精神医学的検査の評価尺度の寿命が長いといわれていますが，SASは，この原則からはずれています。なぜなら，薬剤関連性パーキンソニズムを評価するシステムとしては，重大な欠陥があるからです。

　1番目は，項目の選択です。動作緩慢に主眼をおいているにもかかわらず，この評価尺度は10項目中6項目が筋固縮に費やされています（表1）。

　対照的に，動作緩慢は1番目の項目で評価できるのみであり，そこでは上肢の腕振りの消失だけでなく歩行と姿勢の組み合わせを評価しています。さらに，眉間叩打は'中核'項目と同等に重要な項目とされています。

　2番目は，専門的とは言い難い検査方法がとられていることです。上部体幹／頸部の筋固縮は，'爆撃'ヘッド方法で評価されています。それは，頭部を十分なクッション性のある推奨された診察台に激しくぶつかるときに出る音の強さに基づいて評価されています。上肢の固縮の重症度は，上肢を落下させた時の'強くぴしゃりと叩きつける状態'の有無で評価されており，精神医学の標準から考えても，かなりあいまいなアンカー・ポイントです。

　驚いたことに，SASは一般に広く使用されていますが，この評価尺度の不十分な部分を補う心理学的特性を有していません。最初の公表論文では，全項目中4項目の評価者間信頼性を示す相関係数の最小値は0.16からで，平均でも0.66未満でした。薬原性の錐体外路症状としては最も価値が低く，特徴的ではないと考えられえる眉間叩打のみが平均0.80を超えていました。

　この評価尺度が持続的に使われてきたのは，過去四半世紀の間に適切な評価尺度が生み出されなかったために，必要な項目を評価できないにもかかわらず引き続き使われてきただけであって，この評価尺度が求められる必要事項が適切に評価されてきたという卓越性を保証するものであるという解釈をしてはなりません。

　SASは，新たな開拓者でしたが，現在においては，きちんとした埋葬をしてあげなければなりません。しかしながら，たとえ葬り去られたとしても，涙を流すのはわずかな臨床医のみで，研究者にいたっては誰も涙を流さないでしょう。

また，SAS は，これまでに，その時々の研究で，研究者達が項目を組み立てたり，壊したりしたりする精神医学の'レゴ（ブロック）'スケールになってしまったのです（Lehmann ら，1970；Rifkin ら，1978；Perenyi ら，1984；Caligiuri ら，1989）。この評価尺度は，実際には，医学の歴史上，情け容赦なく叩きのめされ，骨抜きにされ，消滅しても全く不思議ではないような尺度なのです。'変更された箇所'が非常に多いため，どの箇所かは言及することはできませんが，しばしば文献に登場するにもかかわらず，その本質はあまりにも欠点が多い尺度なのです。いくらこのような操作をして評価尺度を新しくしたところで，臨床的にも統計的にも何もメリットがなければ，いくらデータをかけあわせたところで，ただ名前が知られていること以外に科学的メリットは全くありません。単に接頭語が'改変版'という文言が付加されたところで，この事実は変わらないのです。

3．Chouinard & Ross Chouinard による錐体外路症状評価尺度の開発断念の経緯

　次に，薬原性錐体外路症状全般を評価する尺度として，Chouinard & Ross Chouinard らが開発した ESRS 日本語版確立についての検討を行った。Chouinard ら（1980）の錐体外路症状評価尺度（Extrapyramidal Symptom Rating Scale; 以下 ESRS）は，抗精神病薬で誘発される錐体外路症状全般を評価する目的で作成されたが，後に特発性パーキンソン病患者の重症度評価においても有用であることが確かめられている。スケールの構成は，(1) 質問票および行動評価（12 項目，各 4 段階評価），(2) パーキンソニズム（8 項目，各 7 段階評価），(3) ジストニア（2 項目各 7 段階），(4) ジスキネジア様運動（7 項目，各 7 段階），(5) ジスキネジアの重症度の臨床概括的印象（9 段階），(6) パーキンソニズムの重症度の臨床概括的印象（9 段階）の大項目 6 つと括弧内に示した小項目からなり，項目によってはさらに部位別および出現頻度別の評価欄があるなど非常に細かく評価するようにデザインされた評価尺度である。1992 年当時は統合失調症の精神症状の評価に 18 項目の BPRS が広く使用されていた時代で，評価尺度による副作用の評価が行われていなかった時代に，新たに導入される副作用の評価尺度として，評価項目数が 31 項目で構成されるこの尺度を用いることは，臨床有用性を評価する尺度の評価項目数よりも多くの評価を行うことになり，それは当時の日本の臨床試験の現状から考えてあり得ないだろうと考えられたことと，実際に ESRS の各評価項目の内容を検討してみたところ，頻度と程度を表す形容詞の組み合わせで最大 9 段階までの重症度評価を行うようになっているが，具体的なアンカーポイントの記載に乏しく，実際に信頼性を確立しようとすれば，面接ガイドなどを作成してそれぞれのアンカーポイントに相当する錐体外路症状の実在症例をビデオ画像に収めることが不可欠であるが，9 段階を判別できるようにビデオ症例を集めることはきわめて難しいと考えられる上に，仮に集められたとしても信頼性を高めるためのトレーニングに莫大な時間を要すると思われるので，実用的な使用に耐えうる評価尺度として信頼性を確立し，広く使用できるようになるのは難しいと考えられた。2005 年には Chouinard と Margolese（2005）がマニュアルを公表しているが，薬原性錐体外路症状の評価に加え，特発性パーキンソン病患者の重症度評価も念頭に置いた評価尺度であるためか，評価項目をよく

吟味すると，アカシジアやジスキネジアは片側性にみられるか両側性にみられるかで重症度が異なるアンカーポイントが設定されており，薬原性錐体外路症状では症状の重症度が左右で程度の差があっても通常は両側性に見られることが多いことを考慮するとやはり薬原性錐体外路症状の評価には向かない尺度であると考えられた。

ESRSの各評価項目の問題点については，先に紹介したエジンバラ大学のOwen博士が1999年にケンブリッジ出版から出された「抗精神病薬の錐体外路系副作用ガイド」という書籍の中で，以下のように意見が述べられている。

ESRSは，この領域において，主観的に症候を評価するための12の質問項目が含まれている点がユニークで，最も重要な革新的な手段です。8項目がパーキンソン症状に当てられており，アカシジアも含まれています（主観的な要素は質問事項で言及されています）。それぞれの項目が7ポイントで評価されます。この尺度も，評価のターゲットが'中核となる'症候なのか，'中核となる'疾患の部分的な症状であるのかというジレンマを解決できていません。このように，動作緩慢は概念的に評価されますが，仮面様顔貌と上肢の振れは別の項目になっています。

また，急性と慢性のジストニアを特定して評価しようと試みられていますが，正直に言えば機能していません。急性ジストニアの重症度は，純粋な徴候に基づいて判断されているようにみえますが，実際には不十分です。また，オリジナルの草稿では，口唇のジストニア（急性あるいは慢性）は記録できますが，体幹の障害は記録できませんでした。ただし，この点は現在では修正されています。しかし，最も混乱する点は，ジストニアではない運動過多症であるジスキネジアの項目に，明らかにジストニアの記述が多いということです。

この評価尺度は，運動過多症の比較判断について新しいアプローチ方法を採用しています。問題は，軽度だが持続していると，間欠的であるが中等度や重度の症状をどのように相対的に評価するかということです。ESRSでの解決策は，頻度と振幅の二元的な軸で評価することを推奨しています。これは，振戦においては明らかにメリットがありますが，これが舞踏運動様の運動過多症にも適応できるかどうかはわかりません。さらに，喉頭などの内部筋の障害を，この原則に従って評価できるかどうかは著者にも謎です。この評価において'二元的な軸'が信頼性を高めることになるかどうかは，今のところ確立されていません。

また，ESRSは日常的に使用するには複雑な尺度です。革新に向けての努力はされていますが，まだまだ満足できるものではありません。統計学的な特性は良いように思われますが，主要な尺度として期待できるレベルまでは達していないことは，いささかの驚きがあります。

4. 簡素・鋭敏で信頼できる評価尺度を目指して

以上のように，SASやESRSの日本語版確立は断念したが，このころ，著者は慶應義塾大学精神神経薬理学研究室の研究スタッフとして，慶応式錐体外路症状評価尺度の各評価項目の検討に着手するとともに，BAS日本語版の信頼性検定を行い，その日本語版を確立した（Inada et al., 1996)。

　DIEPSS の開発は，慶應式錐体外路症状をベースとして，各評価項目を検討した結果，評価者間一致率を高めるため，以下のような改訂をこころみた。

①第二世代の錐体外路症状評価尺度を意識した簡便な評価尺度で，精神科領域でみられる代表的な錐体外路症状を網羅して，その分布や全般的な重症度の評価が行えるようなスケールとして開発した。すなわち，薬原性錐体外路症状として，パーキンソニズムとアカシジア，ジストニア，ジスキネジアのすべてを評価の対象とした。

②各項目の重症度は，評価尺度表に記載された，「0: なし，1: 軽微，2: 軽度，3: 中等度，4: 重度」の程度を示す概括的な形容詞での重症度の表現だけではなく，具体的な状態像を示すアンカーポイントを記載するよう試みた。

③振戦やジスキネジアなどの運動症状に関する症状項目については，重症度を示す具体的な症例のビデオテープ（ビデオクリップ）を用意し，運動の性質の違いや重症度のレベルを一見して確認できるようにした。

④慶應式錐体外路症状評価尺度における「動作緩慢」の評価項目は，「歩行」「顔貌」「言語障害」の3項目で構成されていたが，評価者間一致率の低い「顔貌」と「言語障害」を運動減退症状も含めた「動作緩慢」の項目に一括し，明確なアンカーポイントを記載するように努めた。「動作緩慢」における運動減退症状は，陰性症状や抑うつ症状との鑑別が難しいケースもあり，「顔貌」や「言語障害」の重症度も加味したアンカーポイントにより階層化を行った。「動作緩慢」に相当する項目のうち，陰性症状や抑うつ症状の影響を受けない特徴的なパーキンソン歩行は，「動作緩慢」とは独立した「歩行」の項目で評価することとし，具体的なアンカーポイントを記載したは動作緩慢とは独立した評価項目として設けた。

⑤慶應式錐体外路症状評価尺度では「流涎など」がその他の項目に位置づけられていたが，あいまいな評価となりやすい「その他」の項目は削除した。「流涎」は，「振戦」や「筋強剛」など他のパーキンソニズムの項目と高い内定整合性を示しているので，パーキンソニズムの独立した1症状項目とした。

　このように，評価者間の一致率の低い評価項目の統括や一致率を高めるためのアンカーポイントの導入など大幅な改訂をすすめていく過程で，慶応式錐体外路症状評価尺度の改訂版というよりもむしろそれとは別の全く新たなスケールができあがり，それを薬原性錐体外路症状評価尺度（Drug-Induced Extrpyramidal Symptoms Scale; DIEPSS）と名付け，その評価項目および評価方法の確立をすすめていった。1994年に著者が米国マサチューセッツ州にあるハーバード大学医学部精神科マックリーン病院へ客員研究員として留学していた期間中にこの分野の第一人者である George Gardos 博士等の助言を得て，DIEPSS 原版（英語版）を完成させた。

DIEPSSは，日本人である著者が原文を作成していることから，欧米で開発された評価尺度の日本語翻訳版とは異なり，日英両言語版では，わが国における精神科臨床の現状にあわせて，日本人精神科医の日常臨床評価に使いやすいように開発されている。すなわち，原文の英語と日本語が完全に1対1対応するような英単語が選ばれて作成されており，日本人評価者のために評価尺度表のみならず，DIEPSS使用マニュアルも含めて，原文と完全に1対1対応した忠実な日本語訳が原文に併記されている。一般に，欧米で作成された評価尺度を日本語に翻訳して使用する際にはバックトランスレーションの作業を繰り返すことが必要とされているが，それを繰り返し行っても，日本語にならない英語や英語にならない日本語などの言い回しの問題があって必ずしも原文に忠実な日本語版のスケールにならないことがしばしばあるが，このDIEPSSについてはこれらの翻訳上の問題をあらかじめ回避して開発されている。

　他方，原文が英語であることに加え，具体的なアンカーポイントを示す記載を補完するビデオ画像は言語を越えた視覚的表現による習得が可能であり，2012年1月までに実施された193回のビデオ画像によるトレーニング講習会（米国1回，韓国5回，台湾3回，中国3回，香港1回，シンガポール1回，日本179回）を受けた評価者におけるデータの解析結果からも，国際間での高い評価者間信頼性は保持されている。

　1995年12月にはハンガリーのセメルワイズ大学と共同研究として計画した「薬原性錐体外路症状に関する研究」が「日本・ハンガリー2国間の科学技術に関する政府間共同研究」に採択され，平成8年度は日本国科学技術庁からの予算措置が講じられ，DIEPSS原版（英語版）を用いた臨床研究が行われている。また，2002年には日本語版と英語版に加え，韓国語版の信頼性・妥当性に関するデータも公表されており（Kim et al, 2002），さらに2004年にはクロアチアで行われたPTSD患者を対象としたオランザピンとフルフェナジンの比較試験において，錐体外路症状の評価にDIEPSSが用いられている（Pivac et al, 2004）。

　8つの個別評価項目と1つの総括評価項目を合わせたわずか9項目で構成されるDIEPSSにより，定型抗精神病薬と非定型抗精神病薬の錐体外路症状のprofileを確実に判別できることが多くのRCTで示されていることから，錐体外路症状の発現頻度が低いとされる第二世代抗精神病薬の使用が主流となってきている近年では，日本のみならず台湾，韓国，中国など日本を含めた東アジア諸国で実施される国際共同治験においてもDIEPSSによる錐体外路症状の評価が行われるようになってきている。2008年には中国語および台湾語にも翻訳され，DIEPSS 5言語版（英語，日本語，中国語，韓国語，台湾語）のCDが10月20日に日本精神科評価尺度研究会から刊行されている。Simpson & Angus EPSやES-RSがいわば定型抗精神病薬を主体とした薬物療法の時代に使用された第一世代の錐体外路症状評価尺度であるのに対して，DIEPSSは非定型抗精神病薬が普及した現在の薬物療法における錐体外路症状の評価に適した，第二世代の錐体外路症状評価尺度であると位置づけられる。

第2章

DIEPSS の妥当性

1. 因子構成 factor structure

　表2は抗精神病薬を服用中に何らかの錐体外路症状を呈していた206名の精神疾患患者におけるDIEPSSの8つの個別症状項目のデータを主成分分析した後にバリマックス回転を行った結果である。対象患者の性別内訳は男性が142名，女性が64名であり，平均年齢は55歳，また精神科診断内訳は統合失調症が190名で最も多く，以下分裂感情病10名，感情病6名であった。第1の因子として抽出された項目は歩行，動作緩慢，筋強剛の3項目であり，第2の因子として抽出された項目は流涎と振戦の2項目であった。第1および第2の因子はいずれもパーキンソニズムと関連する項目であり，これらの5項目でDIEPSSの分散の43％が説明された。第3の因子はアカシジアとジストニアであり，これらはパーキンソニズム以外の急性錐体外路症状に関する評価項目と考えられた。最後に第4の因子はジスキネジアであり，これは遅発性の副作用に関する因子と考えられた。これらの4因子でDIEPSSの分散は68％が説明された。

2. 併存的妥当性 concurrent validity

　錐体外路症状を評価するスケールは大きく分けて，DIEPSS, ESRS, St. Hans 錐体外路症状評価尺度（SHRS）などの錐体外路症状全般を対象とした評価尺度と，パーキンソニズム

表2　抗精神病薬を服用中の精神分裂病患者206名についてのDIEPSS 8項目の因子構造

DIEPSS 8項目	1 (27%)	2 (16%)	3 (13%)	4 (12%)
1. 歩行	**0.87**			
2. 動作緩慢	**0.81**	0.25		0.27
3. 流涎		**0.79**		0.28
4. 筋強剛	**0.62**			
5. 振戦		**0.85**		
6. アカシジア			**0.83**	
7. ジストニア	0.22		**0.59**	
8. ジスキネジア				**0.94**

因子負荷が0.5以上の場合は太字で表示し，0.2以下の場合は表示しなかった。

(SAS), アカシジア (BAS; Hillside アカシジア尺度, 以下 HAS), ジスキネジア (AIMS) などの特定の錐体外路症状に焦点をあてて作成された評価尺度の2つのタイプに分けられる。錐体外路症状全般を評価するスケールは罹患率などの疫学調査やスクリーニング調査などにも用いられるが, 表3に示すようにそれぞれのスケールで対象となる個別錐体外路症状の範囲や評価の比重が少しずつ異なっている。

表4は DIEPSS と既存の錐体外路症状との併存的妥当性に関する自験データを示したものである。抗精神病薬による維持療法中の男性統合失調症患者21名 (36～68歳) を対象に DIEPSS と SAS との併存的妥当性について検討したところ, DIEPSS の個別症状8項目の合計点と SAS の合計点の相関係数は r = 0.82 であったが, これを SAS で評価の対象となっている DIEPSS のパーキンソニズムに関する項目 (最初の5項目) だけを対象として両者の相関をみると r = 0.93 とかなり高い相関が確認される。一方, DIEPSS の総括評価と SAS の合計点との相関係数は r = 0.64 とやや低くなっている。また, DIEPSS の個別項目であるアカシジアとジスキネジアの重症度はそれぞれ BAS の総括重症度および AIMS の項目8 (異常運動の重症度) と相関を調べたところ, いずれも極めて高い相関が確認されている。

表3 各錐体外路症状評価尺度で評価される項目

| 評価尺度 | 薬原性錐体外路症状 ||||| その他の項目 |
	パーキンソニズム	アカシジア	ジストニア	ジスキネジア	
錐体外路症状全般の評価尺度						
DIEPSS	5	1	1	1	総括評価 1
ESRS	7 + 総括 1	1	2 × 8 部位	7 + 総括 1	予備調査 12
SHRS	8 + 総括 1	2	1	8 + 総括 1	
特定の症状を対象とした評価尺度						
SAS	10				
BAS		3 + 総括 1			
HAS		5 × 3 本位			チェック項目 7
AIMS				7 + 総括 3	歯の状態 2

表の中の数字は各評価尺度の評価項目数を示す。評価尺度のアルファベット表記は社団法人日本精神科評価尺度研究会が定めた略称で示し, 正確な評価尺度名は本文中に記載した。

表4 DIEPSS と既存の錐体外路症状評価尺度との併存的妥当性に関するデータ

外的基準	DIEPSS 対象項目	症例	相関係数
SAS (合計点)	1－5 合計点	n = 21	r = 0.93
	1－8 合計点	n = 21	r = 0.82
	項目 9	n = 21	r = 0.64
BAS (総括評価)	項目 6	n = 18	r = 0.97
AIMS (項目 8)	項目 8	n = 28	r = 0.96

3. 予測的妥当性 predictive validity

1) 抗パーキンソン薬投与による錐体外路症状の改善

図1は抗精神病薬による治療中に何らかの錐体外路症状を起こして抗パーキンソン薬のビペリデン（3〜6mg/日）による治療を行った男性統合失調症患者7名（34〜64歳）のビペリデン投与前後における DIEPSS 個別8項目の合計点の推移を示したものである。患者が錐体外路症状についての何らかの訴えを行うような状況（今回の DIEPSS 個別8項目の合計が6〜13点）において抗パーキンソン薬を投与したケースを連続して7例集めたものであるが，抗パーキンソン薬の投与1週後には患者の訴えの減少が認められ，DIEPSS 個別8項目の合計点はビペリデンの投与前と投与1週後で有意な減少がみられた（$p<0.05$; Wilcoxon signed rank test）。

2) DIEPSS による非定型抗精神病薬と定型抗精神病薬の錐体外路特性の比較

1997年以降は，ハロペリドールなどの従来型の定型抗精神病薬よりも錐体外路症状の出現頻度の低いことが示されている第二世代抗精神病薬の開発がわが国でもすすめられるようになった。わが国ではオランザピン，クエチアピン，アリピプラゾール，ブロナンセリン，クロザピン，リスペリドン持効性剤，パリペリドン，クロザピン，sertindole, ziprasidone, lurasidone など，1997年以降に開発されたほとんどの第二世代抗精神病薬について，ハロペリドールやリスペリドン等を対照薬とした臨床第Ⅲ相試験において錐体外路症状の重症度評価に DIEPSS が用いられており，これらの臨床試験において，いずれも定型抗精神病薬よりも第二

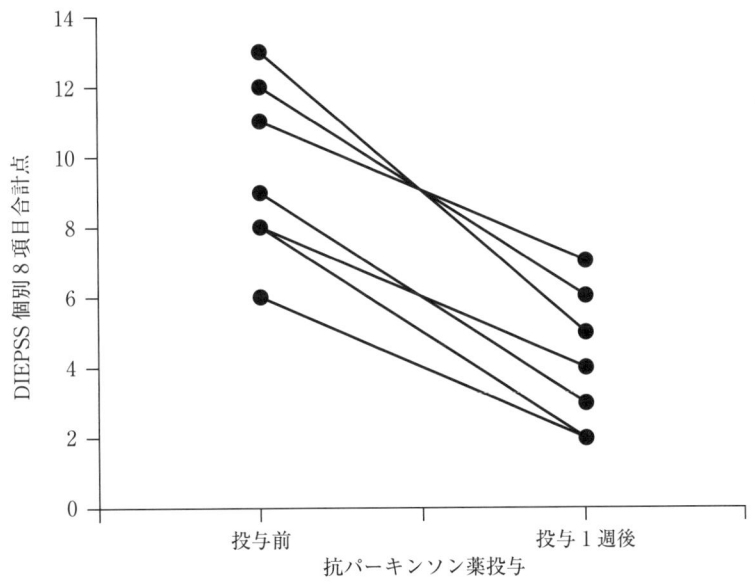

図1　抗パーキンソン薬投与による DIEPSS 個別症状8項目合計点の推移

世代抗精神病薬において，錐体外路症状の発症頻度が有意に少ないことが示されている。また，2004年にクロアチアで行われた心的外傷後ストレス障害（PTSD）患者を対象としたオランザピンとフルフェナジンの比較試験では，定型抗精神病薬のフルフェナジンに比較し，非定型抗精神病薬のオランザピンでは錐体外路症状の発現頻度が有意に少なかったことが，DIEPSSによる評価で示されている（Pivac et al, 2004）。以上のように，DIEPSSにより非定型抗精神病薬と定型抗精神病薬の錐体外路特性の違いを鋭敏に判別することが多くの臨床試験で実証されている。

第3章
DIEPSS の信頼性

　DIEPSS は評価者間信頼性検定および試験再試験信頼性検定により高い信頼性のある評価尺度であることが確かめられている。2001年9月以降は評価者間信頼を高めるため，DIEPSS の各個別評価項目の重症度の標準化が行えるように，各個別評価項目の評価を行っている面接場面のビデオクリップを用いた DIEPSS 講習会が日本をはじめ東アジア各地で開かれるようになり，2012年4月までには200回開かれ，4,500名近い日本人の精神科医や薬剤師が評価トレーニングを受けている。また2007年以降はこの DIEPSS 講習会が韓国，米国，中国，台湾など海外でも実施され，それと並行して DIEPSS 講習会の内容についての英語版トレーニング DVD や DIEPSS5言語版 CD も完成し，これらの講習会でトレーニングを受けた精神科医による臨床試験では高い評価者間の一致のみられることが実証されている。ここでは DIEPSS 開発当時に実施された評価者間信頼性および試験再試験信頼性のデータについて紹介する。

1. 評価者間信頼性 inter-rater reliability

　まず，評価者間信頼性については以下の手順で行った（稲田ら，1996）。2名の精神科医を1組とした3組の評価者ペアが，抗精神病薬で治療中の精神科患者に認められる錐体外路症状を同席面接により独立して DIEPSS の評価を行った。評価の対象となった精神科患者の診断内訳は Pair 1 が21名（統合失調症18名，双極性気分障害2名，その他の診断名1名），Pair 2 が26名（統合失調症22名，双極性気分障害1名，軽度精神遅滞2名，その他の診断名1名），Pair 3 が17名（アルツハイマー型認知症14名，その他の認知症2名，その他の診断名1名）であった。

　このほか重症例のあまり認められなかった4項目についてはあらかじめビデオに収録された6症例（流涎2例，振戦1例，アカシジア1例，ジスキネジア2例）を評価者6名が同席した際に上映し，それぞれ独立して各項目の評価を行った。これらの評価データを DIEPSS のすべての下位項目について，各評価者ペアごとにパーセント一致率，パーセント前後一致率（2名の評価者の評点のずれが±1点であればその評価は一致したものとして計算したパーセント一致率），Cohen の κ 係数，分散分析級内相関係数（ANOVA ICC）による一致率を算出したのが表4の結果である。

　DIEPSS 使用前のトレーニングが十分でなかった評価者ペア2では歩行や動作緩慢など一部でやや一致率の低い項目もみられたが，概して一致率は高く，特にトレーニングを繰り返し行った評価者ペア1では全項目できわめて高い一致率が認められている。一方痴呆性疾患を対

表4 DIEPSSの評価者間信頼性検定結果

DIEPSS下位項目	評価者ペア (症例数)	%一致率	%前後一致率	Cohen's κ	ANOVA ICC
1. 歩行	Pair1 (n = 21)	85.7	100	0.809	0.942
	Pair2 (n = 26)	57.7	96.2	0.389	0.631
	Pair3 (n = 17)	88.2	100	0.850	0.972
2. 動作緩慢	Pair1 (n = 21)	71.4	100	0.617	0.894
	Pair2 (n = 16)	34.6	96.2	0.045	0.506
	Pair3 (n = 17)	58.8	94.1	0.476	0.811
3. 流涎	Pair1 (n = 23)	95.7	100	0.883	0.983
	Pair2 (n = 28)	85.7	100	0.651	0.915
	Pair3 (n = 19)	68.4	100	0.387	0.792
4. 筋強剛	Pair1 (n = 21)	76.2	100	0.593	0.894
	Pair2 (n = 26)	69.2	96.2	0.494	0.813
	Pair3 (n = 17)	58.8	94.1	0.396	0.802
5. 振戦	Pair1 (n = 22)	77.3	100	0.667	0.924
	Pair2 (n = 27)	66.7	100	0.514	0.822
	Pair3 (n = 18)	61.1	88.9	0.452	0.607
6. アカシジア	Pair1 (n = 22)	86.4	100	0.697	0.945
	Pair2 (n = 27)	88.9	100	0.822	0.959
	Pair3 (n = 18)	72.2	94.4	0.458	0.737
7. ジストニア	Pair1 (n = 21)	95.2	100	0.921	0.987
	Pair2 (n = 26)	88.5	92.3	0.533	0.633
	Pair3 (n = 17)	76.5	94.1	0.460	0.828
8. ジスキネジア	Pair1 (n = 23)	85.7	100	0.692	0.943
	Pair2 (n = 28)	82.1	96.4	0.440	0.827
	Pair3 (n = 19)	68.4	94.7	0.301	0.793
9. 概括重症度	Pair1 (n = 21)	76.2	100	0.685	0.908
	Pair2 (n = 26)	69.2	100	0.419	0.574
	Pair3 (n = 17)	64.7	94.1	0.521	0.776

象とした評価者ペア3でも高い一致率が示されており，DIEPSSが統合失調症を中心とした精神疾患のみならず抗精神病薬を服用中の痴呆性疾患患者についても高い信頼性をもった有用度の高いスケールであることが示されている。以上のように，DIEPSSは抗精神病薬の必要度が高い精神科領域の疾患患者の錐体外路症状評価において，高い評価者間信頼性の確保されている臨床上有用な評価尺度であることが確認されている。

2. 試験再試験信頼性 test-retest reliability

　試験再試験信頼性を判定するにあたって注意すべきことは，ビデオ症例でない限り同一被検者例を作り出すことは不可能なことである。DIEPSSの場合はビデオ評価では下位項目のなかで筋強剛の項目が評価できないないことから，錐体外路症状に大きな変化がないと考えられるような患者群を対象に選んで実施することになるが，この場合重篤な症状を3週間も放置しておくわけにはいかないことから，対象患者にみられる錐体外路症状は必然的に比較的軽症なものに限られることになる。しかし，それでも評定の相違がみられた場合には，それがスケール

表5 DIEPSSの試験・再試験信頼性検定の結果

DIEPSS下位項目	%一致率	Cohen's κ
1. 歩行	0.647	0.508
2. 動作緩慢	0.617	0.461
3. 流涎	0.735	0.598
4. 筋強剛	0.706	0.532
5. 振戦	0.765	0.573
6. アカシジア	0.735	0.624
7. ジストニア	0.794	0.653
8. ジスキネジア	0.824	0.747
9. 概括重症度	0.765	0.646

の側に問題がある（試験再試験信頼性がない）のか，あるいは評価者側に起因する問題がある（トレーニング不足により安定した評価ができず評価がぶれる）のか，それともスケールや評価者には何の問題もなく，たまたま症状の変動を拾っただけであるのか事実上区別がつかない難点がある。表5は，トレーニングをつんだ評価者（精神科医）が1年以上抗精神病薬が同一処方である維持療法中の男性統合失調症患者34名（37〜72歳）を対象に，一切の処方内容を変更せずDIEPSSの評価を3週間の間隔をあけて行った際のDIEPSS評価の一致率（Cohenのκ値）を示したものである。上記の点を考慮すれば，おおむね高い一致率が得られていると考えられる。

第2部

DIEPSS の具体的な評価のしかた

第1章
全般的な留意事項

1. DIEPSS 評価の重要性

　精神科領域で広く使用されている抗精神病薬は薬理学的にはドパミン拮抗作用やドパミン機能調整作用を有しており，統合失調症患者にみられる幻覚・妄想状態や精神運動興奮状態など種々の精神症状に対して，有効であることが示されている。しかし，その一方で抗精神病薬は錐体外路症状などの副作用をしばしば引き起こし，それらの発現が患者に不快感を与えることから，精神科領域における治療上の大きな問題点の一つとなっている（稲田と八木, 1994; Inada & Yagi, 1996）。慢性の統合失調症患者 85 名の服薬状況について調査した van Putten (1974) によれば，そのうちの 46 名は規則的に服薬を行っていたが，39 名は服薬拒否を起こし，規則的服薬患者の 80% が錐体外路症状を経験していなかったのに対し，服薬コンプライアンス不良患者の 89% はそれを体験していたことから，錐体外路症状発現の有無が服薬コンプライアンスに大きな影響を及ぼすことを指摘している。近年，薬原性錐体外路症状の発現頻度が少ないとされる第二世代抗精神病薬の普及に伴い，定型抗精神病薬全盛期にくらべ，統合失調症患者における錐体外路症状は日常臨床においてある程度は管理しやすくなってきている。しかし，その一方で，オランザピンやアリピプラゾールなど第二世代抗精神病薬の気分障害圏への適応拡大や，リスペリドンやクエチアピンなど海外のエビデンスに基づいた適応外使用に言及した日本うつ病学会治療ガイドラインの公表（2011）など，わが国においても気分障害圏への使用の増加が見込まれる状況にある。脳内モノアミンレベルが低いと想定される患者への使用は，標準量以下でも顕著な錐体外路症状を呈するケースや，重度のアカシジアやジストニアのために使用を断念せざるを得ないようなケースの続発も想定され，抗精神病薬服用中の精神障害患者において錐体外路症状をモニターすることは，依然として重要な臨床的課題の一つである。

2. 全般的な留意事項

1）薬原性錐体外路症状の概要

　図 2 は薬原性錐体外路症状の個々の症状の関連について模式的に示したものである（稲田と八木, 1995b）。薬原性錐体外路症状は急性期からみられるものと遅発性にみられるものに大別され，前者にはパーキンソニズム parkinsonism, アカシジア akathisia, ジストニア dystonia

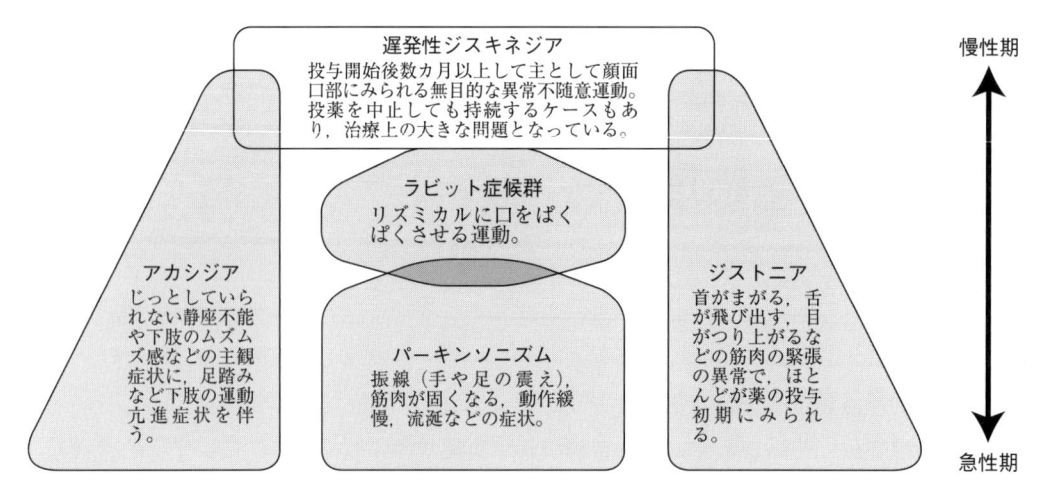

図2 抗精神病薬の投与でみられる錐体外路症状

遅発性ジスキネジア：投与開始後数カ月以上して主として顔面口部にみられる無目的な異常不随意運動。投薬を中止しても持続するケースもあり、治療上の大きな問題となっている。

ラビット症候群：リズミカルに口をぱくぱくさせる運動。

アカシジア：じっとしていられない静座不能や下肢のムズムズ感などの主観症状に、足踏みなど下肢の運動亢進症状を伴う。

パーキンソニズム：振戦（手や足の震え）、筋肉が固くなる、動作緩慢、流涎などの症状。

ジストニア：首がまがる、舌が飛び出す、目がつり上がるなどの筋肉の緊張の異常で、ほとんどが薬の投与初期にみられる。

慢性期 ― 急性期

が含まれ、後者にはジスキネジア dyskinesia が含まれる。パーキンソニズムは振戦 tremor, 筋強剛 rigidity, アキネジア akinesia を主要3徴候としたパーキンソン病にみられる運動減退症状の総称である。DIEPSS では個別の症状評価を行う8項目のうち、①歩行、②動作緩慢、③流涎、④筋強剛、⑤振戦の5項目でパーキンソニズムの重症度評価を行うように構成されている。

図のなかにあるラビット症候群 rabbit syndrome はパーキンソニズムからジスキネジアへの移行型の一つのタイプとされているが病態生理はどちらかといえばパーキンソニズムの振戦に近いと考えられている。また、まれながらアカシジアやジストニアにも遅発性のタイプの報告が遅発性ジストニア tardive dystonia や遅発性アカシジア tardive akathisia の呼称でみられる。

2）DIEPSS 評価の全般的留意事項

薬原性錐体外路症状評価尺度 DIEPSS は抗精神病薬の治療中に発症する薬原性錐体外路症状の重症度を評価するために作成されたものであり，8つの個別評価項目と1つの総括評価項目から成り立っている。評価者は医学のトレーニングを積んでおり，神経学的症状評価についての十分な知識ももっていることが必要であり，かつ安定したデータが得られるようになるために本評価尺度表を使用するにあたっての十分な訓練を受けた者でなければならない。評価者は原則として被験者を直接診察することによって，診察中に観察される症状から被験者の評価にあたるが，病棟スタッフや家族からの情報も考慮にいれる。振戦，アカシジア，ジストニアなどの個別項目では，評価時に観察されない症状が夕薬服用後や就寝前のみに出現するといった，評価時以外の特定の時間帯に限局して出現すると訴える場合もあり，このような症例では被験者との問診や病棟スタッフや家族から得られる情報を考慮に入れて，その症状の重症度について注意深く評価すべきである。各研究プロトコールで定められた期間内（例えば最近24時間以内，3日以内など）に観察される最も重篤な症状がその評価対象となる。

DIEPSS は8つの個別評価項目と1つの総括評価項目からなり，それぞれの項目について，重症度を決定するためのアンカーポイントが準備されている。全項目に共通するアンカーポイントの基本的な重症度の考え方は下記に示すとおりであり，重症度評価に迷った場合には，計量的な症状の広範性（一部位に限局しているか，複数の部位にまたがっているか）・持続性（持続的か，断続的か）以外の視点のほか，下記を参考に，治療の必要性（そのまま経過観察できるレベルか，治療を考慮すべきレベルか，直ちに対応しなければならないレベルか？）や生活機能・社会機能の低下の程度を考慮して決定する。

0：なし，正常。
1：ごく軽度，不確実。症状があるのかないのかの疑わしいレベルである。臨床的に見逃しても許容されるレベルの症状がごくまれにみられることがある。
2：軽度。症状の存在は確認できるが，被験者はその症状に対して気づいていないか，気づいていても必ずしも苦痛を感じていない，あるいは客観的にみても不自然さが感じられるような症状ではなく，臨床的に注意深く経過観察する必要性が認められても，評価時点における抗精神病薬の継続投与が許容される程度の症状であると考えられる。
3：中等度。典型的な症状がみられ，被験者がその症状に対して苦痛を感じているか，あるいは客観的にみても不自然な症状があるという印象を受ける。抗精神病薬の治療的な有効性を考慮しても，認められる症状に対する何らかの治療的アプローチ（原因薬剤の減量や切り替え，または抗パーキンソン薬の投与など）を考

慮すべき程度の症状であると考えられる。被験者がその症状に対して苦痛を感じているか，あるいは客観的にみても不自然な運動障害等があるという印象を受ける。

4：重度。症状が全般的に認められ，被験者が強く苦痛を感じる，あるいは日常生活に著しい支障をきたしている。客観的にみても，明らかに生活機能や社会機能の低下が確認できる程度の症状であると考えられる。

それでも，どうしても二つの重症度で迷う場合には，精神科領域の評価尺度を評価する際の原則に従って，重い方の評価を選ぶようにする。

3）よくある質問

Q1 ＜評価時点でみられず評価期間内にみられる症状の評価＞
内的不穏感などのアカシジア主観症状の訴えはあるものの，その症状が評価時点にはみられず，夜間などに限って認められると評価診察時に患者が訴えるような場合，どのように評価しますか？

A1 マニュアルの最初に記載されているように DIEPSS は各プロトコールで定められた期間内に観察される最も重篤な症状が評価対象となります。したがって，プロトコールで DIEPSS 評価期間の対象が短時間のもの，例えば抗精神病薬の静脈注射後 2 時間ごとに評価するような臨床試験では，評価期間内に観察される症状ではないので評価の対象にはなりませんが，1～2 週間の間隔で DIEPSS の評価を行う一般的な臨床試験では評価対象期間が最近 3 日以内とか 1 週間以内などとなっている場合が多く，その場合は評価時点では観察されなくても評価期間内に夜間のみに出現するアカシジアの内的不穏感や眼球上転などの急性ジストニア反応の症状も評価の対象となります。したがって，夜間にしか認められず評価者が評価時点で直接確認できないような症状に対しては，出現時の状況を注意深く問診し，可能な限り病棟スタッフや家族からの情報も参考にして，夜間に認められる症状が錐体外路症状であるのかどうかを慎重に判断する必要があります。

Q2 ＜薬原性でない錐体外路症状の取り扱い＞
抗精神病薬を開始する時点で，評価対象者に薬原性ではない錐体外路症状が認められる場合，どのように評価しますか。例えば，本態性あるいは薬原性以外の症候性パーキンソニズムや，Tic 様の不随意運動もマニュアルに沿った振戦やジスキネジアの重症度評価を行うべきですか？

A2 質問例のような評価や，質問例以外でも，実際に，抗精神病薬についての臨床試験においては，基準時点における横断的な評価では観察される症状が薬原性の錐体外路症状なのか，それともそれ以外の特発性あるいは症候性の症状（不随意運動）なのかは判別困難な場合も多くあり，このような場合にどのように評価すべきなのか迷われる場合があります。DIEPSS は文字通り Drug-Induced Extrapyramidal Symptoms Scale の略語ですが，その開発目的は抗精神病薬の投与によって認められる錐体外路症状の重症度の推移を客観的かつ縦断的に評価するために開発されたスケールであり，本来的には rating scale for drug-induced extrapyramidal scale（薬原性の錐体外路症状を評価するための尺度）という位置づけのスケールです。すなわち，薬原性錐体外路症状の重症度評価を縦断的に行うために開発された尺度であり，薬原性の錐体外路症状の重症度を測定するという意味ではなく，薬原性であれ，非薬原性（すなわち，本態性パーキンソニズム，症候性パーキンソニズムなど）であれ，錐体外路症状であるという診断を下すことができれば，「その重症度をマニュアルに沿って評価し，それを基準として抗精神病薬投与後の錐体外路症状の重症度の変化を見ることになります。」という意味です。つまり，錐体外路症状であれば，それが薬原性であれ，非薬原性であれ，有害事象の考え方を適用して，DIEPSS の重症度評価マニュアルに沿って重症度評価を行います。したがって，「この症状は特発性（あるいは症候性）のものであって，薬原性のものではないと断定できるから」という理由で，DIEPSS 評価項目に記載されているアンカーポイントの重症度を満足するにもかかわらず，0 点と評価するのではなく，考えられる成因の如何にかかわらず，認められる錐体外路症状の重症度を評価者用マニュアルに沿って忠実に評価を行います。そして，それを基準値として，その後の抗精神病薬の投与に伴って錐体外路症状の重症度がどのように変化するのかを縦断的に観察評価していくことになります。

Q3 ＜薬原性でない錐体外路症状とは別次元の類似症状の取り扱い＞
抗精神病薬を開始する時点で，評価対象者に「薬原性でない症状」が認められるが，上記で説明した薬原性以外の要因による錐体外路症状ではなく，別の次元の症状（つまり，「精神病後抑うつでみられる制止」や「陰性症状」など）であると考えられる場合，あるいは別の次元の症状か錐体外路症状で迷う場合にはどのように評価しますか？

A3 抗精神病薬等を服用しておらず，「薬原性ではない」が，本態性の錐体外路症状，あるいは脳炎後などの症候性の錐体外路症状であることが考えられる場合，これらはマニュアルに基づいた重症度評価を行いますが，例えば，項目 2 の「動作緩慢」そっくりの症状で，マニュアルに基づいて評価すれば，重症度「1」レベルの状態と判断できるが，抗精神病薬等を服用しておらず，精神病後抑うつでみられる制止や陰性症状

などの，錐体外路症状以外の動作緩慢そっくりにみえる症状である場合には，錐体外路症状ではないという判断で0点と評価します。問題は抗精神病薬を服用している場合です。薬原性錐体外路症状の発症する可能性はあるが，「動作緩慢」は薬原性のものではなく，たぶん「精神病後抑うつでみられる 制止」や「陰性症状」の可能性が高い，ということであれば，抗精神病薬を服用している限り，通常は完全に錐体外路症状が絶対ないと否定できないと考えられるので，少しでも疑われる要素がある場合には有害事象的発想で1点と評価します。基準時点の評価が0点であれ，1点であれ，いずれの場合でも，同一の評価者が，基準時点における状態を十分に把握しており，抗精神病薬の投与後にどのように変化しているのかを経時的変化として評価すれば，抗精神病薬による錐体外路症状特性を十分に評価することができます。なお，錐体外路性の「動作緩慢」と，「精神病後抑うつでみられる制止」や「陰性症状」との具体的な鑑別方法については，別にQ＆Aの項目を設けて解説していますので，そちらをご参照ください。

Q4 ＜評価を行う時間帯＞
「プロトコールで最近1週間の最も重篤な症状を評価する」とある場合，評価した時間帯は記載しなくてもいいでしょうか？

A4 急性期にみられる錐体外路系副作用は抗精神病薬の血中濃度の高くなる時期に出現しやすく，また遅発性ジスキネジアもその重症度に日内変動のあることが報告されています（Hydeら，1995）。アカシジアの訴えやジスキネジアやジストニアなどの運動障害の症状は重度になると看護者や家族などからの情報も入手しやすいですが，そのような情報が期待できないような場合もあります。評価面接の際に最も重篤な症状がみられるとは限りませんからその意味では評価面接時以外の症状の出現について確実情報を入手するのは不可能で，結局得られやすい情報としては，訴えの強いアカシジアや周りでみていて見苦しいような重度のジストニアやジスキネジアがみられた場合ということになります。また筋強剛の項目は評価面接時に上肢の屈伸に対する抵抗の程度が評点の際に大きなウエイトを占めることになります。日内変動や血中濃度の影響を考慮すると，毎週でも2週間ごとでも継時的にDIEPSS評価を行うような場合には，例えば午前中の10時ごろに行うとか午後3時ごろに行うというように毎回一定の時間帯に評価面接を行うようにすることがベストですが，多忙な日常業務を多く抱えておられる先生方にはそれがなかなか難しい場合もあり，また被検者である外来患者の訪れる時間帯が日によってバラバラなケースでは最初からそのような評価時間帯を特定することが無理な場合もあります。このような場合に継時的に重症度の推移がみられても，それが本当に症状の重症度に変化がみられたのか，それとも単に評価時間のずれに伴った変動を反映しているだけなのかを見極める必要があります。このよ

うなときに，評価時間が記入されているとその判断材料にもなりますので，1日のうちでどの時間帯に評価したのかは必ず記録しておくようにすべきでしょう。

Q5 ＜DIEPSS評価を継時的に繰り返し行う際の留意点＞
DIEPSSを用いて継時的に繰り返し評価をするような際に，注意すべきことはありますか？

A5 DIEPSSの評価は毎回独立して行うために1回の診察評価に1枚の評価用紙を用いるのが大原則となっており，特に同一患者の重症度の推移を継時的に調べるような臨床試験では前回までの評価を参考とせず，ブラインドで行うことが重要なことです。

Q6 ＜他の評価尺度併用の際の留意点＞
異常不随意運動評価尺度（AIMS）やBarnesアカシジア尺度（BAS）などの特定の薬原性錐体外路症状を評価する尺度をDIEPSSと併用する際にはどのような点に注意が必要ですか？

A6 錐体外路症状のなかでもアカシジアや遅発性ジスキネジアなどの特定の症状に焦点をあてて研究が行われる場合には，錐体外路症状全般を把握する目的でDIEPSSが使用されるのに加えて，BASやAIMSが併用されることがまれにあります。この場合はアカシジアおよびジスキネジアの項目が重複して評価されることになりますが，錐体外路症状全般の評価をDIEPSSで総括的に行い，別途アカシジアやジスキネジアについては1項目ではなく詳細な評価をBASやAIMSを用いて行うというスタンスと考えられます。併存的妥当性の研究において，BASやAIMSの総括評価とDIEPSSのそれらに該当する項目との間には高い相関が認められています。AIMSにおける異常運動の重症度の総括評価の項目は，DIEPSSと同じ0（なし）から4（重度）までの5段階であるのに対して，BASの総括評価の項目は0（なし）から5（重度）までの6段階となっています。しかし，BASにおける総括評価の評点5は「ほとんど2～3分以上座っていたり横になっていることができない」ようなレベルのアカシジアであり，定型抗精神病薬の大量投与で発症するような場合はともかく，非定型抗精神病薬が普及した最近の臨床現場では，このような状態になる前に内的不穏に関する何らかの訴えがあったり，主治医が気づいたりして，その段階で主治医が何らかの治療対策をとっているか，あるいは患者自らが服薬を中断してしまうことが多いため，不安焦燥感との鑑別が難しい一部の症例を除いて，このような状態になるまでアカシジアが放置されることは実際の臨床ではほとんどなく，したがってDIEPSSアカシジアの項目とBASの総括評価はほとんどのケースで一致します。

Q7 ＜評点1（ごく軽度，不確実）の取り扱い＞
DIEPSSの評価項目の各評点が1（ごく軽度，不確実）の場合，臨床研究報告や症例報告の際にその項目を副作用として取り上げるべきですか？

A7 DIEPSSにおける評点1は，症状がみられてもごく軽微で錐体外路症状由来のものととれるかどうか判断に迷う不確実なものであったり，軽度にみられても断続的でほとんど無視できる程度のものであるなど，不確実あるいは疑わしい場合に，評価されます。これは錐体外路症状の検出を早期に行い，重症化を防ぐために早期に治療的アプローチが行えるよう今後注意深い経過観察が必要であるという警鐘という意味では臨床上は重要な意味があります。このように評点1は早期診断・早期治療の観点からの研究目的や報告目的などでは，検討の対象になることもありますが，通常の臨床試験や罹患率調査などの目的で評価される場合には，確実に錐体外路系副作用として取り上げられるのは評点2以上からとなります。

第2章
個別項目を評価する際の留意点

1. 歩行

1）臨床特徴と重症度評価のポイント

> **1. 歩行　Gait**
>
> 被験者に普段その被験者が道を歩くときと同じように歩いてもらう。ここでは，歩行の遅さ，すなわち速度の低下，歩幅の減少，上肢の振れの減少の程度についての評価を行い，前屈姿勢，前方突進現象の程度も考慮すること。これらの重症度が一致しない場合には，観察された症状の中から，最も重篤な症状に重点を置いて評価すること。また，歩行の開始困難や終了困難の程度は動作緩慢の項目を評価する際にも考慮すること。
>
> 0 = 正常。
> 1 = 上肢の振りがわずかに少なく，速度や歩幅もわずかに減少した歩行という印象。
> 2 = 歩行速度や歩幅の軽度減少，および上肢の振りの軽度低下。軽度の前屈姿勢が観察される場合もある。
> 3 = 上肢の振りがかなり減少した明らかに遅い歩行。典型的な前屈姿勢と小刻みな歩行。時に前方突進現象が認められる。
> 4 = 一人での歩行開始はほとんど不可能。いったん歩行が開始されても非常に小刻みな歩行で引きずるように歩き，上肢の振りは全く見られない。重度の前方突進現象のみられることがある。

パーキンソン歩行が顕在化するのは，パーキンソニズムは抗精神病薬の投与初期からみられるが，出現時期は急性ジストニア反応よりはやや遅れ，抗精神病薬投与開始2～3週以降にかけてみられやすい。

歩行の特徴は小刻みな遅い歩き方であり，足はあまり床からあげず手振りも少なくなる。歩行開始の最初の第1歩の踏み出しがなかなかできず，足の動きも最初はゆっくりであるが，前屈姿勢が目立つようになると，次第に歩幅が狭くなって小走りのようになる。こうなると止まろうとしてもすぐには止まれず，そのまま前方へ数歩突進してしまう（前方突進現象 propulsion）。DIEPSSで評価対象となる運動減退症状は，歩行と動作緩慢があるが，動作緩慢が統

合失調症の陰性症状や抑うつ症状の制止との鑑別が難しく，横断的に鑑別のつかないこともあるのに対して，薬原性錐体外路症状の歩行では上記のような特徴的なパーキンソン歩行を呈すると判別しやすい。

2）よくある質問

Q1 ＜歩行の評価＞
歩行の評価を行う際に，年齢は考慮しなくてよいのでしょうか？

A1 年齢も考慮の対象となります。少し遅い歩き方だけれども，年齢を考慮すれば正常とみなされるのであれば「正常な歩行」の評価となります。

Q2 ＜歩行と動作緩慢：両者の評価の区別＞
動作緩慢の項目評価をする際に歩行の遅さの程度も考慮にいれるべきですか？

A2 DIEPSS の因子構成のところでも紹介されているように，「歩行」と「動作緩慢」の2項目は統計学的に高い相関関係が示されており，実際，錐体外路症状のなかでも「歩行」と「動作緩慢」は病態生理学的に共通している部分の多い評価項目といえますが，特徴的なパーキンソン「歩行」が錐体外路症状と認識しやすいのに対して，「動作緩慢」は統合失調症の陰性症状や抑うつ症状などとの鑑別が必ずしも容易でないことがあることから，DIEPSS では，錐体外路症状による運動減退症状を的確に評価できるように，「動作緩慢」と「歩行」は独立して評価を行うようになっています。動作の開始困難の程度を評価する際には「歩行」で評価した歩行速度の低下や上肢の手の振りの減少なども評価の参考になります。

2. 動作緩慢

1）臨床特徴と重症度評価のポイント

> **2. 動作緩慢　Bradykinesia**
>
> 動作が鈍くなったり，遅くなったりして，活動性が乏しくなること。動作の開始が遅延し，時には困難になる。顔面の表情の変化の乏しさの程度（仮面様顔貌），評価面接の際の話し方（単調で緩徐な話し方）についても評価すること。
>
> 0 ＝正常。
> 1 ＝動作が緩慢であるという印象。
> 2 ＝軽度の動作緩慢。わずかに認められる動作の開始または終了の遅延。会話のテンポはやや緩徐で，顔面の表情もいくぶん乏しい。
> 3 ＝中等度の動作緩慢。動作の開始または終了に明らかな困難をきたす。会話のテンポは中等度に遅く，顔面の表情変化も中等度に乏しい。
> 4 ＝重度の動作緩慢，もしくは不動（アキネジア）。被験者はほとんど動かない，または移動の際に多大な努力を要する。顔面表情筋の動きはほとんど見られず（典型的な仮面様顔貌），会話のテンポも著しく遅い。

　動作緩慢 bradykinesia は動作が鈍くなる，表情が乏しくなる（仮面様顔貌 mask-like face）など活動性の乏しくなった状態であり，動作の開始や終了に時間がかかるようになる。重症化すると全く動かなくなる（アキネジア akinesia）。咽頭・喉頭領域の筋群における運動の減退（bradykinesia →「動作緩慢」の項目で評価）は嚥下困難や構音障害を起こすことがある。抗精神病薬の服用中に運動減退症状（bradykinesia 動作緩慢）として認められる嚥下困難や構音障害については，原則としてこの項目で評価するが，アキネジアや筋固縮による副次的な症状であるのか，ジストニアやジスキネジアに付随する症状であるのか，あるいはそれらとは独立した作用機序により出現しているものなのかについては慎重に鑑別して評価を行うようにする。

　アキネジアは必ずしも運動硬直や運動遅延を伴うとは限らないことから，横断的な観察だけでは，抑うつ状態や陰性症状の出現，あるいは統合失調症の燃え尽き（burn out）と鑑別が困難な場合もある（Siris, 1990）。抑うつ症状や統合失調症の陰性症状とアキネジアとの鑑別は，横断的な臨床現場の診療だけでは判別のつかないこともあり，そのような場合には抗精神病薬や抗パーキンソン薬の増減，追加投与，変更，中断などによる症状の変化を観察することにより慎重に判定を行うようにする。

　高齢者ではアキネジアにより歩行障害や嚥下困難を起こしたり，時には寝たきり状態となることもあるので（稲田ら，1992），抗精神病薬の投与後や増量後にこのような症状がみられた

場合にはアキネジアによるものであるかどうかについても常に念頭に置いておく必要がある。

2）よくある質問

Q1 ＜嚥下困難と構音障害の評価＞
嚥下困難や構音障害はどのように評価しますか？

A1 嚥下困難や構音障害は抗精神病薬を服用中の患者にまれにみられる錐体外路系副作用ですが，DIEPSSにはこれらの症状についての独立した評価項目はありません。これらの症状は運動減退症状（パーキンソニズムによる二次的なもの）でも運動亢進症状（ジストニアやジスキネジアに付随してみられるもの）にも併発してみられることからその点に注意して評価することが必要です。嚥下筋の固縮や運動減退により嚥下困難が起こり，また構音に必要な諸器官の筋固縮や運動減退により構音障害が起こります。またこれらの症状は第1章の臨床症状のところでも紹介したようにジストニアやジスキネジアに併発して認められることもあります。臨床的には「食べ物が飲み込みにくくなった」「ろれつがまわらない」などの患者の訴えにより確認できますが，これらの症状を患者が訴えている場合にはその重症度（苦痛の程度）について問診し，筋固縮，運動減退（DIEPSSでは動作緩慢の項目で評価する），ジストニアあるいはジスキネジアのどの項目の影響が最も大きいのかを慎重に検討しながら，これらの各項目の重症度を評価する際に考慮に入れて評価することになります。

Q2 ＜動作緩慢と陰性症状・抑うつ症状との鑑別＞
統合失調症に認められる陰性症状や抑うつ症状と，錐体外路症状の「動作緩慢」との鑑別はどのようにすればいいでしょうか？

A2 「動作緩慢」は，「精神病後抑うつでみられる制止」や「陰性症状」との鑑別が難しく，信頼性の高いこのスケールの中では，トレーニングが不十分な場合に最もばらつきやすい項目となっています。横断的に動作の緩慢な状態だけを観察して評価をする場合には，錐体外路症状の「動作緩慢」と陰性症状の「動きの鈍さ」や抑うつ状態の際にみられる「精神運動制止」などとは鑑別が難しい場合もありますが，縦断的に注意深く観察することにより，錐体外路症状の動作緩慢と錐体外路症状ではない動作が緩慢とした状態との鑑別は，多くの場合，十分に判別可能です。例えば陰性症状の強い患者では，自分の殻に引きこもる（自閉），何に対しても関心がなくなる（無為），声の抑揚がなくなり自発性がなくなる（情意鈍麻），会話の内容が貧しくなる（思考の貧困）などの他の陰性症状が同時にみられることが多く，また抑うつ症状の「精神運動制止」では，悲観的な訴えや抑うつ気分など他の抑うつ症状のほかや不安焦燥感や自律神経症状などが同時に認められることが多くあります。これに対して，典型的

なパーキンソン歩行や流涎など他の錐体外路症状に「動作緩慢」が併発しているケースでは錐体外路症状の「動作緩慢」と診断できます。評価の際の留意点ですが，抗精神病薬の服用が全くなくて，他の要因の錐体外路症状も疑える状況にもなく，動作が緩慢であるという場合は，それは，その方のデフォルトの状態として重症度は「0」となり，抗精神病薬投与後の変化をみることになります。同一の評価者が評価する限り，抗精神病薬による動作緩慢の重症度はクリアに評価できます。

3. 流涎

1）臨床特徴と重症度評価のポイント

> **3. 流涎　Sialorrhea**
>
> 唾液分泌過多の程度を評価すること。
>
> 0＝正常。
> 1＝評価面接の際にみられるごく軽度の唾液分泌過多の印象。
> 2＝評価面接の際にみられる口内にたまる軽度の唾液分泌過多。ほとんど会話の障害にはならない。
> 3＝評価面接の際にみられる中等度の唾液分泌過多。このためしばしば会話に困難を伴う。
> 4＝絶えず認められる重度の流涎，または垂れ流しの状態。

　流涎は動作緩慢や振戦と一緒に観察されることが多い。特に，咽頭・喉頭領域の筋群にbradykinesiaがみられると嚥下困難や流涎を起こすことがある。口内に流涎がたまっていることを本人が自覚しているか，あるいは客観的に観察して確認できるものの，会話の際に垂れてくることがないような場合には2点，評価期間内に会話の際に流涎が垂れてくることがある場合には3点，会話をしていないときでも流涎がみられたり，垂れ流しの状態で服を汚したりする場合には4点と評価する。

2）よくある質問

Q1 ＜流涎の評価のしかた＞
口を開け放しにすると，抗精神病薬を服用していない普通の人でも唾液がたまると思いますが（歯医者で口を開けておくようにいわれるとどうしても唾液がたまってしまって困ります），評価は口をあけてもらって行うのでしょうか？

A1 流涎の評価の際には，口内に唾液がたまっているかどうかを確認しますので，一定時間は口を開けていただいて，評価を行うことになりますが，ご指摘の通り，口を開け放しにしておくと，抗精神病薬を服用していない健常者でも多少の唾液がたまってくることはあります。重症度の評価は，唾液のたまる量が通常にたまる範囲内の量であるのか，それを超えてたまっているのかで判断することとなります。

Q2 ＜クロザピン服用時にみられる流涎＞
クロザピンは錐体外路系副作用が少ない薬剤として知られていますが，治療初期にし

ばしば流涎が認められます。これは錐体外路症状と考えていいのでしょうか？

A2　クロザピンの投与時には，しばしば（31〜54％）唾液分泌過剰が認められ，治療初期や夜間に出現しやすいことが知られています。唾液分泌過剰は用量依存性にみられ，通常は数カ月経過すると軽症化するとされていますが，持続する場合もあります。その発症機序は明らかにされていませんが，錐体外路症状というよりもむしろムスカリン M_4 作動作用，アドレナリン $α_2$ 拮抗作用，嚥下反射の抑制などの関与が示唆されています。

Q3　＜流涎の発症機序の鑑別方法＞
被験者にみられる流涎が，錐体外路症状由来のものか，他の発症機序によるものかを鑑別する方法はありますか？

A3　錐体外路症状として出現する流涎は，同時に舌や口部の振戦が同時にみられたり，動作緩慢が顕著にみられたり，パーキンソン歩行が目立つようになるなど，他の錐体外路症状が一緒にみられることが多いので，まず他の錐体外路症状がみられるかどうかを確認し，認められれば錐体外路症状の可能性が高く，他の錐体外路症状が全く認められないような症例で顕著な流涎がみられた場合には，錐体外路症状ではなく他の要因による症状の可能性が高いと考えられます。

4. 筋強剛

1) 臨床特徴と重症度評価のポイント

> **4. 筋強剛　Muscle rigidity**
>
> 上肢の屈伸に対する抵抗の程度を評価する。歯車現象，ろう屈現象や手首の曲がり具合の程度も評価すること。
>
> 0 = なし。
> 1 = 上肢の屈伸でごく軽度の抵抗を感じるという印象。
> 2 = 上肢の屈伸における軽度の抵抗。軽度の歯車現象が時に認められる。
> 3 = 上肢の屈伸における中等度の抵抗。明らかな歯車現象のみられることがある。
> 4 = 上肢の屈伸に非常に強い力を要し，中断するとそのままの肢位を保つ（ろう屈現象）。重度の筋強剛のためにしばしば上肢の屈伸が困難となることもある。

筋強剛は筋の固縮により筋肉の屈伸に対する抵抗が強くなることである。軽症例では，関節を動かしたときに歯車がカクンカクンと回るときの感じに似た動き（歯車現象 cogwheeling）がみられることがある。屈伸の際にかなり強い抵抗が確認できるが，何とか最後まで腕が曲げられるような場合には3点と評価し，相当な力を加えても腕が曲げられず（ろう屈現象 waxy flexibility），例えば60〜90度など特定の角度で止まってしまい，それ以上曲げることができなかったり，逆に伸ばすこともできないような場合には4点と評価する。

2) よくある質問

Q1 ＜筋強剛の評価＞
歯車現象 cogwheeling はどのような現象ですか？

A1 筋の他動的伸展運動を行うと，歯車様に全過程で同じような抵抗を感ずることがあります。このようなときは関節を曲げようとしてもストレートに曲がらずに，ちょうど歯車がカクンカクンと回るときの感じに似た動きになります。これを歯車現象といいます。

5. 振戦

1）臨床特徴と重症度評価のポイント

> **5. 振戦　Tremor**
> 口部，手指，四肢，躯幹に認められる反復的，規則的で（4〜8Hz），リズミカルな運動。客観的に観察される症状の出現頻度やその重症度に重点を置いて評価するが，そのために被験者の感じる苦痛や日常生活への影響の程度も考慮すること。
>
> 0 ＝なし。
> 1 ＝非特異的で軽微な振戦。または断続的に認められる一部位に限局した軽度の振戦。
> 2 ＝一部位に限局した軽度の振戦が持続的に観察される。または複数の部位にまたがる軽度の振戦，あるいは一部位に限局した中等度の振戦が断続的に認められる。
> 3 ＝一部位に限局した中等度の振戦が持続的に観察される。または複数の部位にまたがる中等度の振戦，あるいは一部位に限局した重度の振戦が断続的に認められる。
> 4 ＝重度の全般性振戦，または全身の粗大振戦

　振戦は口部，手指，四肢，躯幹に認められる反復的，規則的で，4〜8Hz程度のリズミカルな運動である。まずは客観的な観察により，①一部位に限局しているのか複数の部位にまたがっているのか，②持続的であるのか断続的であるのか，でおおむね評価の範囲が狭められる。2点と3点で評価に迷う場合には患者との診断面接で，患者が症状の存在を認識しているが気にならない程度であるか，あるいは注意深い観察で経過をみることができる程度であれば2点と評価し，それに対して，字が書けない，お箸をもってうまく食べられないなど，患者が苦痛に思っていたり，治療の必要性を感じていたりする場合には3点と評価する。重度の全般性振戦あるいは全身の粗大振戦がみられ，日常正確に極めて影響をもたらしていると考えられる場合には4点と評価する。

　振戦とジスキネジアは実際の臨床場面や画像クリップなどで運動の性質の違いをよく理解していることが重要である。振戦以外のすべての異常運動はジスキネジアの項目で評価するが，重症度評価の構成は基本的には振戦とジスキネジアでは同じである。

2）よくある質問

Q1 ＜5. 振戦＆8. ジスキネジア：　持続的と断続的の区別＞
振戦やジスキネジアを評価する際に，持続的であるか断続的であるかを区別する必要がありますが，これはどのぐらいの時間幅でみればいいのでしょうか？　時間の長さや症状の出現頻度に何か基準はありますか？

A1 症状の発現状況などにより，ケースバイケースでの判断になりますが，原則的には，例えば，律動的な繰り返し運動が特徴的な振戦の評価の場合には，十数秒〜数十秒の観察でも持続的か断続的かの判断が可能なことがあります。また一方，運動の性質が不規則なジスキネジアを評価する場合には，規則的に震える振戦よりも長く観察する必要があり，数十秒から場合によっては数分単位で観察してから，持続的か断続的かの判断がつく場合もあります。

Q2 ＜5.振戦 & 8.ジスキネジア： 一部位の定義＞
振戦やジスキネジアを評価する場合に，一部位に限局しているか複数の部位にまたがるのかで重症度評価を区別する必要がありますが，両手あるいは両足というのはそれぞれ一部位として数えるのでしょうか？それとも左右を区別して別々の部位として数えるのでしょうか？

A2 振戦やジスキネジアの軽微な例やごく軽症例では片方の手や足だけに観察される場合も時にありますが，この場合はそれを一部位と数えます。また，ある程度以上の重症度になると通常は両手に観察されるようになり，DIEPSSではそれらを一部位とみなして評価を行います。薬原性の錐体外路症状では通常両側に均等にみられることが多く，中等度以上の症例において明らかな左右差が確認できるような片側だけに振戦やジスキネジアが観察される場合には，薬原性の錐体外路症状という視点のみならず，器質的要因等も含んだ非薬原性の錐体外路症状である可能性も考慮すべきです。

Q3 ＜5.振戦 & 8.ジスキネジア： 軽度と中等度の評価のしかた＞
複数の部位にまたがる軽度の振戦（ジスキネジア）が持続的にある場合や複数の部位にまたがる中等度の振戦（ジスキネジア）が持続的にある場合のスコアの定義がないのでは？

A3 すべての病態を網羅するようにアンカーポイントが提示されていませんが，この質問例では，一部位が複数の部位になると１ランク上げた評価を考慮することになっていますので，複数の部位にまたがる軽度の振戦（ジスキネジア）が持続的にある場合は１ランク上げて中等度の評価を考慮することになります。また，複数の部位にまたがる中等度の振戦（ジスキネジア）が持続的にある場合も１ランク上げて中等度の評価を考慮することになりますが，これはデジタルに機械的に切り上げるのではなく，あくまで基本的な考え方が提示されているだけです。アンカーポイントの説明文のなかに多様な病態のすべてについて重症度を定義したり説明しきるのは不可能ですしまた現実的でもありませんので，アンカーポイントの説明は多様な病態の一例が提示されていると考えていただくのがいいかと思います。評価のポイントは，①複数の部位に

またがっているかどうか，②各部位の振戦の重症度がそれぞれどのレベルか，③それらの持続がどうかの3点を考慮して，アンカーポイントに書かれていないような状況に遭遇した場合には，説明されているアンカーポイントのどの程度の重症度に相当するかを総合的かつ柔軟に評価していくことが必要になってきます。精神科領域の評価尺度ではすべてをデジタルに説明しようとすると，PANSSなどの評価は不可能になってしまいます。

6. アカシジア

1）臨床特徴と重症度評価のポイント

> **6. アカシジア　Akathisia**
>
> アカシジアは静座不能に対する自覚，下肢のムズムズ感，ソワソワ感，絶えず動いていたいという衝動などの自覚的な内的不穏症状と，それに付随してみられる身体の揺り動かし，下肢の振り回し，足踏み，足の組み換え，ウロウロ歩きなどの客観的な運動亢進症状からなる。その評価にあたっては自覚症状の程度を優先して評価し，運動亢進症状は，主観症状を支持する所見として用いること。例えば，アカシジアに特徴的な運動不穏の症状が顕著に認められても，内的不穏の自覚がない場合には0，非特異的ではっきりしない場合には1と評価する（仮性アカシジア）。アカシジアの評価に際しては，評価面接全体を通しての落ち着きのなさの有無も考慮に入れること。
>
> 0＝なし
> 1＝非特異的で軽微な内的不穏感。
> 2＝内的不穏に対する軽度の自覚はあるが，それは必ずしも苦痛の原因にはなっていない。アカシジアに特徴的な運動亢進症状の観察されることがある。
> 3＝中等度の内的不穏。このため不快な症状や苦痛が認められる。主観的な内的不穏に基づく身体の揺り動かし，下肢の振り回し，足踏みなどの下肢の特徴的な運動不穏が観察される。
> 4＝重度の内的不穏があり，このため被験者はじっとしていることができず，絶えず下肢を動かしている。睡眠障害や不安感を伴うことがある明らかに苦痛な状態。被験者はそれらの症状の鎮静を強く望む。

　アカシジアの症状は，静座不能に対する自覚（じっとしていられない，すわっていられない，ウロウロしたくなる，動きたくなる，足を動かさずにはいられない），下肢の異常感覚（ムズムズ感やソワソワ感がある，足がくすぐったい，電波のようなものがジリジリとくる），不安焦燥感や苦悶感（落ちつかない，根気がなくなった，イライラする，いたたまれない，死んでしまったほうがましだ）などの自覚的な内的不穏症状が中核にあり，これに加え，足踏み，足の組み換えや体の揺り動かし，ウロウロ歩き，静坐不能などの客観的な運動亢進症状がみられる。アカシジアの症状は抗精神病薬の投与後比較的早期に認められるこれらの症状は抗精神病薬服用中の患者の20～75％（平均30～40％）に出現し（van Puttenら，1984; Sachdev & Longragan, 1995），患者はこれらの症状にしばしば苦痛を感じて抗精神病薬の服用を中断してしまうことがあり（van Putten, 1974），また不安焦燥感の重篤な症例では不眠（早く目が覚める，寝つけない）や企死念慮（死んでしまった方がましだ）などを伴うことがある（稲田

と八木，1994；八木ら，1991）。したがって，アカシジアを早期に発見して正確に診断し，その治療を速やかに行うことは，統合失調症患者においては服薬コンプライアンスの向上による原疾患の再発防止や自殺防止などの観点から極めて重要なことである。Barnes ら（1985）は自覚症状と運動亢進症状からなる独自の診断基準を作成し，これによってアカシジアを以下の3型に分類している。すなわち，用量依存性に出現する急性アカシジア acute akathisia 運動亢進症状のみを呈する仮性アカシジア psudoakathisia，それに長期投与にともなって認められる慢性アカシジア chronic akathisia の3型であり，後者はさらに急性アカシジアの持続型である急性持続性アカシジアと遅発性に発症する遅発性アカシジアに分類される。遅発性アカシジアは Weiner ら（1983）や Braude ら（1983）の報告で，一つの臨床単位としてその呼称が用いられるようになったが，わが国では稲田ら（1988）の報告以降散発的ながらいくつかの報告がなされているまれなタイプの副作用である（八木ら，1991）。抗精神病薬の減量や中止後にも症状が持続し，抗パーキンソン薬に反応しないなど，その病態生理には遅発性ジスキネジアに類似した薬理学的機序が想定されており，実際その発現時には，四肢体幹の舞踏病様運動や口周囲の異常不随意運動などを随伴していることが多い。

2）よくある質問

Q1 ＜仮性アカシジアとアカシジアの運動亢進症状との鑑別＞
「じっとしていられない」「絶えず動いていたい」という被験者が気づいて，実際，客観的にも運動亢進がみられるものの，それが薬のせいではないと被験者が考えていることがわかった場合，「仮性アカシジア」と診断していいですか？

A1 マニュアルには「アカシジアに特徴的な運動不穏の症状が顕著に認められても，内的不穏の自覚がない場合には0，非特異的ではっきりしない場合には1と評価する（仮性アカシジア）」と記載されているように，アカシジアの本質は内的不穏の自覚があることです。質問例のように，被験者が内的不穏の自覚をもっているものの薬原性ではないと考えているような場合には，アカシジアの運動亢進症状なのか，それとも不安・焦燥などのアカシジア以外の精神症状等に由来するものなのかについてはしっかりと判別する必要があります。すなわち，アカシジア様の顕著な運動亢進症状がみられた場合，じっとしていられないという自覚があり，客観的にもアカシジアであると診断されば，評点は2以上となります。一方，アカシジア様の顕著な運動亢進症状に対して被験者が全く自覚していないような場合の評点は仮性アカシジアとみなして，上述の通り0点となります。

Q2 ＜アカシジアの運動亢進症状と不安・焦燥状態との鑑別＞
アカシジアと不安・焦燥，常同行動，acting-out 行動などの精神症状との鑑別はどのように行うのでしょうか？

A2　アカシジアの運動亢進症状は時に不安・焦燥状態などの精神症状の悪化や acting-out 行動と取り違えられることがあり（Siris, 1990），また統合失調症の常同行動は時にアカシジアの運動亢進症状と判別困難な場合があります。抗精神病薬の増量時には，血中濃度が高くなる時期に一致して運動亢進症状が出現すると，患者本人が抗精神病薬の服用との関連に気がついて鑑別できることもありますが，アカシジアであるのか，それとも不安・焦燥や常同行動などの精神症状であるのかの鑑別は，横断的な診断面接だけでは区別がつかない場合もあります。そのようなケースでは，抗精神病薬や抗パーキンソン薬の増量・減量（追加投与，変更，中断なども含む）による症状の変化を観察して，問題となっている症状が改善するか悪化するのかを観察することによって鑑別します。

Q3　＜アカシジアの運動亢進症状とジスキネジア＞
アカシジアでみられる足踏み，足の組み換えや体の揺り動かし，ウロウロ歩き，静坐不能などの客観的な運動亢進症状は，異常運動とみなしてジスキネジアの項目で評価しますか？

A3　ソワソワ感・ムズムズ感等のアカシジアの主観症状に付随してみられる客観的な運動亢進症状は，主観症状にマッチした（了解可能な）運動が亢進している状態と考えられ，通常のケースでは，原則として異常運動とはみなしませんので，ジスキネジアの項目では評価しません。

7. ジストニア

1）臨床特徴と重症度評価のポイント

> **7. ジストニア　Dystonia**
>
> 　ジストニアは舌，頚部，四肢，躯幹などにみられる突発的な筋肉の捻転やつっぱり，痙縮あるいは持続的な異常ポジションで示されるような，筋緊張の異常な亢進によって引き起こされる症状の一群である。この症状に含まれるものには，舌の突出捻転，斜頚，後頚，牙関緊急，眼球上転，ピサ症候群などがある。ここでは筋緊張の亢進異常の程度を評価の対象とし，ジストニアで誘発される異常運動の程度はジスキネジアの項目で評価すること。客観的に観察される症状の出現頻度やその重症度に重点を置いて評価するが，ジストニアのために被験者の感じる苦痛や日常生活への影響の程度も考慮すること。嚥下困難や舌の肥厚などの付随する症状もこの項目を評価する際に考慮すること。
>
> 　0＝なし。
> 　1＝軽微な筋肉のこわばり，捻転，異常ポジションがあるという印象。
> 　2＝軽度のジストニア。舌，頚部，四肢，躯幹にみられる軽度の捻転やつっぱり，痙縮，または軽度の眼球上転。被験者は必ずしも苦痛を感じていない。
> 　3＝中等度のジストニア。中等度の捻転やつっぱり，痙縮，眼球上転。被験者はしばしばその症状に対する苦痛を訴える。迅速な治療が望まれる。
> 　4＝四肢や躯幹に認められる重度のジストニア。このため食事や歩行などの日常生活の活動に著しい支障をきたす。可及的すみやかな治療の適応となる。

　ジストニアは筋緊張の異常な亢進によって引き起こされる症状の一群（Denny Brown's view）あるいは主働筋と拮抗筋が同時に収縮することによって生じる症候群（David Marsden's view）等と定義され，舌の捻転や突出，体幹のねじれや四肢の突っ張り，眼球上転 oculogyric crisis，目をパチパチとさせる眼瞼けいれん blepharospasm，首が左右に傾く斜頚 torticollis，首が後ろに引っ張られて顔が上の方を向く後頚 retrocollis，破傷風菌の産生する毒素が脊髄の運動性神経細胞に作用して咬筋の持続的な強直により開口障害となる牙関緊急 trismus などがある。これらの症状は急性ジストニア反応 acute dystonic reaction として抗精神病薬治療の開始後，数時間から数日のあいだに出現しやすく，50％が投与開始後48時間以内に，また90％が5日以内に起こるとされており（Rupniak ら，1986），このため症状の発現に驚いた患者が夜間救急外来を訪ねてくるケースもときにみられる。斜頚や体幹のねじれなどの異常な体位や姿勢は外見上見苦しいだけでなく，強い痛みを伴ったり行動に障害を来すなど患者にとっては非常に苦痛なこともあり，しばしば日常生活にも影響を及ぼす。特に咽喉頭狭窄を来すものは急性咽喉頭ジストニアとよばれ，嚥下困難，構音障害，呼吸困難などの症状を引

き起こし，まれに食物をのどに詰めて突然死を起こすこともあるため注意が必要である．

2）よくある質問

Q1 ＜牙関緊急＞
口部ジスキネジアの中には，口角をきゅっとしめて，歯をくいしばっているような状態が時にみられることがありますが，これは牙関緊急でしょうか？　ジストニアの項目で評価するのでしょうか？

A1 牙関緊急とは中枢抑制障害による咬筋の持続性収縮によってみられる開口障害の症状で，全身性破傷風の初発症状としてしばしば認められます．薬原性錐体外路症状では咬筋のジストニアによる開口障害を評価します．口部にみられるモグモグ運動では，咬筋のジストニアがあって開口障害を引き起こしているのか，もしくは単なるもぐもぐとした口の動きだけで口をとがらせているように見えるなのかは，口部の異常運動をみているだけでは，厳密には判別がつかない場合も多くあるので，患者との面接で，開口障害があって，食事を食べたり，話をしたりすることに困っていないかを尋ねたり，開口の様子を診察して咬筋のジストニアがあるかどうかを確認することが必要となります．牙関緊急（咬筋のジストニア）であると判断するためには，まず口を開けにくいという訴えが患者にあるかどうかを確認することが重要です．

Q2 ＜7. ジストニア & 8. ジスキネジア：ジストニアで誘発される異常運動＞
ジストニアの項目では「筋緊張の亢進異常の程度を評価の対象とし，ジストニアで誘発される異常運動の程度はジスキネジアの項目で評価すること」とありますが，異常運動の成因が明らかにジストニアによると考えられる場合でも，それはジスキネジアで評価するのですか？

A2 その通りです．DIEPSSでは，ジストニアは筋緊張の異常を評価する項目として定義されており，ヒョレアであれ，アテトーゼであれ，異常運動のない静止した斜頸であれ，筋緊張の異常があればジストニアでの重症度の評価の対象となり，重症度の評価はこのために患者が苦痛に感じるレベル（日常生活における支障の程度）や治療の必要性等をもとに，評価を行います．ジストニアで誘発される異常運動が原因で日常生活に支障をきたしているような場合においてもジストニアの項目で日常生活に支障をきたしているレベルの評価を行いますが，DIEPSSではジストニアで誘発される運動異常の程度はジスキネジアの項目で評価するのが原則となっていますので，ジストニアで誘発される異常運動のレベルそのものはジスキネジアで評価します．一方，ジスキネジアはジストニア（筋緊張）の有無にかかわらず，運動の異常があれば評価の対象となる項目であり，したがって一つの（緊張＋運動）症状が観察された場合，ジス

トニアかジスキネジアのどちらか一方で評価を行うのではなく，緊張の程度をジストニアで，運動の程度をジスキネジアで評価することになります。

Q3 ＜ジストニアと鑑別すべき症状＞
ジストニアと鑑別すべき症状にはどのようなものがありますか？

A3 頚部ジストニアの一型である斜頚や後頚が抗精神病薬の長期投与後の遅発性にみられた場合，その時期に心因性の斜頚や後頚が発症しても，薬剤因性のものとの鑑別が実際には困難な場合が多くあります。また，統合失調症の常同行動は時にジストニアとの判別が難しいケースもあります。このような錐体外路症状とそうでない紛らわしい精神症状などとの鑑別には，横断的な観察だけでは困難な場合もあり，抗精神病薬や抗パーキンソン薬の増量・減量（追加投与，変更，中断なども含む）により縦断的な症状の変化を観察し，問題となっている症状が改善するか悪化するのかを観察することによって鑑別します。

8. ジスキネジア

1) 臨床特徴と重症度評価のポイント

> **8. ジスキネジア　Dyskinesia**
>
> 運動の異常に亢進した状態。顔面（顔面の表情筋），口部（口唇と口周辺部），舌，顎，上肢（腕，手首，手，指），下肢（脚，膝，踵，足趾），躯幹（頸部，肩部，臀部）にみられる他覚的に無目的で不規則な不随意運動。舞踏病様運動，アテトーゼ様運動は評価対象となるが，振戦は含まない。客観的に観察される異常不随意運動の出現頻度やその重症度に重点を置いて評価するが，異常不随意運動のために被験者の感じる苦痛や日常生活への影響の程度も考慮すること。誘発により発現する運動は自然に観察される運動よりも1ランク下げて評価すること。
>
> 0＝なし。
> 1＝非特異的で軽微な異常不随意運動が認められる。限局した軽度の異常不随意運動が断続的に認められる。
> 2＝限局した軽度の異常不随意運動が持続的に観察される。または複数の部位にまたがる軽度の異常不随意運動や限局した中等度以上の異常不随意運動が断続的に認められる。
> 3＝限局した中等度の異常不随意運動が持続的に観察される。または複数の部位にまたがる中等度の異常不随意運動や限局した重度の異常不随意運動が断続的に認められる。
> 4＝重度の異常不随意運動が観察される。このため日常生活に支障をきたす。

　ジスキネジアは顔面，口部，舌，顎，四肢や躯幹などに出現する常同的で無目的な持続性の異常不随意運動の総称である。口部周辺（口，頬，舌，顎）に出現するタイプの異常運動は最も出現頻度が高くジスキネジア全体の96.7％にも及んでおり（伊藤ら，1973），不規則で比較的ゆっくりと口をモグモグさせるグロテスクな動き，舌なめずり，舌を突出させたり捻転させたりするのが特徴的である[18]。顔面表情筋のジスキネジアは，眉をよせる，目をパチパチさせる，しかめ面をするなどの表出があり，しばしば口部のジスキネジアと共存してみられる。これに対して頻度は少ないが四肢や躯幹のジスキネジアは上肢の舞踏病様運動 choreic movement（他覚的に無目的で不規則な自発運動）やアテトーゼ様運動 athetoid movement（ゆっくりとした不規則でくねくねした運動），足をくねらせたりぱたぱたさせるような運動，首や腰をねじったりくねらせたりする運動などがみられる。

　ジスキネジアは抗精神病薬の長期投与後に出現するケースが多く，非定型抗精神病薬による治療が主流となった現在でも，難治例の認められることがあるため，依然として統合失調症の

薬物療法上の問題点の一つとなっている。一般に抗精神病薬服用中の患者の平均 15 ～ 20％に出現すると見積もられているが，わが国での罹患率はこれよりやや低いと見積もられている（Inada & Yagi, 1992; 稲田，1996）。抗精神病薬を未服薬の慢性失調症患者の 20％にジスキネジアがみられたという報告から，ジスキネジアが統合失調症の自然経過の一部であるとする報告もみられる。発症危険因子としては，高齢，薬原性錐体外路症状の既往，糖尿病の併発，高用量の抗精神病薬，女性，気分障害の診断などが報告されている。急性期薬原性錐体外路症状の既往と遅発性ジスキネジアの関連についての大規模調査が行われ，両者の有意な関連が報告されている（Miller ら，2005; Tenback ら，2006）。抗精神病薬の急激な減量や中止にともなって一時的に出現するタイプは，可逆性ジスキネジアとよばれ，通常は 1 ～ 2 週間で軽快する。

2）よくある質問

Q1 ＜誘発により発現する運動＞
ジスキネジアの項目解説に「誘発により発現する運動」という記載がありますが，ここでの「誘発」とはどのようなことを試みるのでしょうか？

A1 「誘発」とは通常 finger tapping を行います。finger tapping を行うと異常運動が誘発されてジスキネジアが顕著にみられることがあります。

Q2 ＜随意運動と不随意運動＞
「首を動かして定位置で止めようとする運動は，不随意運動（ジスキネジア）ではなく，随意運動ではないでしょうか？

A2 斜頸や後頸などのジストニアのみられるケースにおいて「首を動かして定位置（正常な位置）で止めてください」といって，行き過ぎて本来の位置に戻そうとする動きは確かに意思に従って動かしている「随意な」運動ですが，随意運動の施行中に，定位置を目標としながら自分の意に反して，定位置を超えて動いていてしまっている部分の運動は，随意運動中に見られる「不随意」な運動とみなせます。すなわち，首を定位置に止めようとして止められずに首がグラグラと動いてしまうような運動の場合は，定位置まで到達しようとする動きは随意運動ですが，定位置を超えて動きすぎてしまう部分の運動は不随意運動になり，また定位置まで戻そうとする部分の運動は随意運動，ということになり，随意運動と不随意運動がほぼ半々に入っていると運動と考えられます。なお，異常ポジションが固定しているケースに対して，評価者の指示により定位置に戻した後，すぐに元の異常ポジションに戻る動きは異常運動として評価しません。

9. 概括重症度

1）臨床特徴と重症度評価のポイント

> **9. 概括重症度　Overall severity**
>
> 　個々の症状の重症度や出現頻度，それらの症状による苦痛の程度，日常生活への影響，さらにそれらの症状に対する処置の必要性などを考慮に入れて，錐体外路症状全体の概括重症度を評価すること。
>
> 　0＝なし。
> 　1＝ごく軽度。または疑わしい。
> 　2＝軽度。日常生活にほとんど影響なし。必ずしも苦痛を感じない。
> 　3＝中等度。日常生活にある程度の影響を及ぼす。しばしば苦痛を感じる。
> 　4＝重度。日常生活に重大な影響を及ぼす。強く苦痛を感じる。

　8つの個別症状項目を評価した後に，全体を通じて評価者が感じた錐体外路症状全般の重症度評価を行う。精神症状における臨床全般印象度 Clinical Global Impression（CGI）に相当するもので，錐体外路症状全般の外見上の見苦しさや被験者が感じる苦痛の程度，日常生活や社会機能に影響を及ぼす程度，それらの症状に対する治療的アプローチの必要性などを考慮に入れて，評価者が感じる全般的な錐体外路症状全般の重症度の印象をこの概括重症度で評価する。錐体外路症状があるのかないのかの疑わしいレベルであるか，あるいは臨床的に見逃しても許容されるレベルの錐体外路症状であれば1点と評価する。何らかの錐体外路症状の存在が確認できるが，被験者はその症状に対して気づいていないか，気づいていても必ずしも苦痛を感じていない，あるいは客観的にみても不自然さが感じられるような症状ではなく，臨床的に注意深く経過観察する必要性が認められても，評価時点における抗精神病薬の継続投与が許容される程度の症状であると考えられれば軽度の2点と評価する。典型的な錐体外路症状がみられ，被験者がその症状に対して苦痛を感じているか，あるいは客観的にみても不自然な運動障害等の症状があるという印象を受ければ中等度の3点と評価する。この中等度の評点では，抗精神病薬の治療的な有効性を考慮しても，認められる錐体外路症状に対する何らかの治療的アプローチ（原因薬剤の減量や切り替え，または抗パーキンソン薬の投与など）を考慮すべき程度の症状であると考えられる。錐体外路症状が全般的に認められ，被験者が強く苦痛を感じる，あるいは日常生活に著しい支障をきたしているような状態であれば重度の4点と評価する。重度の評点になると，客観的にみても，明らかに生活機能や社会機能の低下が確認できる程度の症状であると考えられる。

2）よくある質問

Q1 ＜個別症状評価項目と概括重症度との関連＞
例えば，①8つの個別評価項目の合計点数で概括重症度が段階分けられる，あるいは，②個別症状評価項目のなかで最も高い評点が概括重症度の評点になる，などのように，概括重症度の評価にあたっては，先行して評価する8つの個別症状評価項目の重症度との間に何らかの関連がありますか？

A1 概括重症度は，上述しましたように，錐体外路症状の評価全体を通じて評価者が受けた概括的な重症度の印象を評価するもので，精神症状で評価される臨床全般印象度（CGI）の錐体外路系副作用版ともいえる項目です。個別の症状評価項目に重症なものがあれば概括重症度も重度になる傾向にあり，また複数の症状評価項目で重症度の高いものが存在すれば概括重症度も重度になる傾向があるので，概括重症度が個別症状評価項目の重症度やその合計点とある程度の正の相関が見られるのは当然のことです。しかし，ご質問にあるように，機械的に8項目の合計点を算出してその合計点から概括重症度の評点が自動的に決まるというような決まりや，あるいは，個別症状評価項目の最高点がX点だから概括重症度の評点もX点になるというような決まりはありません。例えば，項目2の動作緩慢だけが評点1，それ以外の個別症状評価項目の7項目すべてが0点の場合，概括重症度は必ずしも1点となるとは限らず，錐体外路症状全体としてみれば，動作緩慢の1点は錐体外路症状であるのかどうか疑わしいもののごく軽微なものであり，概括重症度は0点とみなして差し支えないと評価者が考えれば，0点となることもあります。また，個別症状評価項目8項目のうち，2項目が中等度の3点，4項目が軽度の2点の場合，全体としては3点とみなせる場合もあれば，4点と考えられるようなケースも存在することが考えられます。したがって，この項目は，あくまでも錐体外路系副作用に対して評価者が感じた全体的な印象をアンカーポイントに基づいて評価することになります。

文 献

American Psychiatric Assosiation (2004) Practice guideline for the treatment of patients with schizophrenia 2nd edition. APA,Washington, D.C.

Ananth J, Sangani H, Noonan JPA (1975) Amantadine in drug-induced extrapyramidal sings: a comparative study. Int J Clin Pharmacol 11: 323-326.

Barnes TRE (1992) Neuromuscular effects of neuroleptics: Akathisia. In: Adverse effects of Psychotropic Drugs (eds. by Kane JM & Lieberman JA), pp201-217, Guilford Press, New York.

Barnes TRE (1989) A rating scale for drug-induced akathisia. Br J Psychiatry 154: 672-676.

Barnes TRE, Braude WM (1985) Akathisia variants and tardive dyskinesia. Arch Gen Psychiatry 42: 874-878.

Botschev C, Bondy B, Hofmann M, et al. (1996) β2-receptor density on mononuclear blood cells in patients suffering from neuroleptic-induced akathisia. Biol Psychiatry 40: 203-207.

Braude WM, Barnes TRE (1983) Late-onset akathisia. An indicant of covert dyskinesia: two case reports. Am J Psychiatry 140: 611-612.

Bruke RE, Fann S, Jankovic J et al. (1982) Tardive dystonia: a late-onset and persistent dystonia caused by antipsychotic drugs. Neurology 32: 1335-1346.

Chouinard G, Margolese HC (2005) Manual for the Extrapyramidal Symptom Rating Scale (ESRS). Schizophr Res 76: 247-265.

Chouinard D, Ross-Chouinard A, Annable L, et al. (1980) Extrapyramidal Symptom Rating Scale. Can J Neurol Sci 7: 233.

Egan MF, Hyde TM, Albers GW, et al. (1992) Treatment of tardive dyskinesia with Vitamine E. Am J Psychiatry 149: 773-777.

Fleischhacker WW, Miller CH, Schett P, et al. (1991) The Hillside akathisia scale: a reliability comparison of the English and Japanese versions. Psychopharmacology 105: 141-144.

Fleischhacker WW, Bergmann KJ, Perovich R, et al. (1989) The Hillside akathisia scale: a new rating instrument for neuroleptic induced akathisia. Psychopharmacol Bull 22: 222-226.

Fujikawa T, Takahashi T, Kinoshita A, et al. (2004) Quetiapine treatment for behavioral and psychological symptoms in patients with senile dementia of Alzheimer type. Neuropsychobiology 49: 201-204.

Gerlach J, Casey DE (1988) Tardive dyskinesia. Acta Psychiatr Scand 77: 369-378.

Gerlach J, Korsgaard S, Clemmesen P, et al. (1993) The St. Hans Rating Scale for extrapyramidal syndromes: reliability and validity. Acta Psychiatr Scand 87: 244-252.

Glazer WM, Morgrnstern H, Niedzwiecki D, et al. (1988) Heterogeneity of tardive dyskinesia: a multivariate analysis. Br J Psychiatry 152: 253-259.

Glazer WM, Morgrnstern H, Schooler N, et al. (1990) Predictors of improvement in tardive dyskinesia following discontinuation of neuroleptic medication. Br J Psychiatry 158: 822-828.

原田俊樹:抗精神病薬の副作用 -①錐体外路症状-. 精神科治療学 15(増):175-180, 2000.

久江洋企, 稲田俊也 (2001) 定型抗精神病薬の効用と限界. Schizophrenia Frontier 1: 86-93.

Huttunen M (1995) The evolution of the serotonin-dopamine antagonist concept. J Clin Psycho-pharmacol 15 (Suppl 1): 4S-10S.

Hyde TM, Egan MF, Brown RJ, et al. (1995) Diurnal variation in tardive dyskinesia. Psychiatr Res 56: 53-57.

伊藤斉, 八木剛平, 荻田和宏, 他 (1973) 向精神薬長期使用による非可逆性ジスキネジア. 日本医事新報

2582: 29-34.

伊藤斉, 八木剛平, 荻田和宏, 他 (1977) 抗精神病薬治療の有効性と安全性についての国際協力比較試験に関する研究. 第2報 AIMS (NIMH) の Reliability についての検討. 精神薬療基金研究年報 9: 218-225.

稲田俊也 (1993) 遅発性ジスキネジアの発症及び悪化に関与する要因について—5年間の前向き研究の結果から. 慶應医学 70: 189-202.

稲田俊也 (1996) 精神疾患患者にみられる薬原性錐体外路症状の診断, 治療および予防に関する最近の研究動向. 日本神経精神薬理学雑誌 16: 181-185.

稲田俊也 (1997) 薬原性錐体外路症状. 臨床精神医学 26 (12月増刊号): 259-263.

稲田俊也 (1998) ラビット症候群. 診断と治療 '98 増刊号: 895.

稲田俊也 (1999) 薬原性の錐体外路症状および運動障害に関する尺度. 臨床精神医学 28 (12月増刊号): 247-255.

稲田俊也 (2005) 非定型抗精神病薬にみられる錐体外路系副作用. 薬局 56: 2716-2720.

Inada T (2009) DIEPSS: A second-generation rating scale for antipsychotic-induced extrapyramidal symptoms: Drug-induced Extrapyramidal Symptoms Scale. Seiwa Shoten Publishers, Inc., Tokyo.

Inada T, Beasley CM Jr, Tanaka Y, et al. (2003) Extrapyramidal symptom profiles assessed with the Drug-Induced Extrapyramidal Symptom Scale: comparison with western scales in the clinical double-blind studies of schizophrenic patients treated with either olanzapine or haloperidol. Int Clin Psychopharmacol 18: 39-48.

稲田俊也, 市川達郎, 有泉博, 他 (1988) 遅発性アカシジアの一症例. 精神科治療学 3: 772-774.

稲田俊也 (編著), 岩本邦弘, 稲田俊也, 稲垣中 (著) (2006) 各種ガイドライン・アルゴリズムから学ぶ統合失調症の薬物療法. アルタ出版, 東京, 2006

稲田俊也, 神庭重信, 八木剛平 (1992) メトクロプラミド, スルピリド, 塩酸チアプリドの併用時の注意. 伊藤宗元, 風祭元, 近藤芳子, 他 編: Annual Report 医薬品の副作用 3. 中外医学社, 東京, pp62-69.

Inada T, Koga M, Ishiguro H, et al. (2008) Pathway-based association analysis of genome-wide screening data suggests that genes associated with the GABA receptor signaling pathway are involved in neuroleptic-induced treatment-resistant tardive dyskinesia. Pharmacogenet Genomics 18: 317-323.

Inada T, Matsuda G, Kitao Y, et al. (1996) Barnes Akathisia Scale: usefulness of standardized videotape method in evaluation of the reliability and in training raters. Int J Meth Psy Res 6: 49-52.

稲田俊也, 中谷真樹, 安井正, 他 (1996) 薬原性錐体外路症状 (DIEPSS) の評価者間信頼性について. 臨床精神薬理学会シノプシス 5: 58-60.

稲田俊也, 野崎昭子 (2002) 薬原性錐体外路症状の適正な評価. 薬原性錐体外路症状 (EPS) の軽減に向けて−その病態と治療−. 臨床精神薬理 5: 31-38.

稲田俊也, 小畑俊男, 八木剛平 (1999) 抗精神病薬の副作用の歴史的変遷. 臨床精神薬理 2: 811-817.

Inada T, Ohnishi K, Kamisada M, et al. (1991a) A prospective study of tardive dyskinesia in Japan. Euro Arch Psychiatry Clin Neurosci 240: 250-254.

稲田俊也, 八木剛平 (1989) 抗精神病薬 - 錐体外路症状. 神経精神薬理 11: 5-16.

Inada T, Yagi G (1992) Incidence of tardive dyskinesia in affective disorder patients. J Clin Psychopharmacol 12: 299-300.

稲田俊也, 八木剛平 (1993) 非定型抗精神病薬. 精神科治療学 8: 39-49.

稲田俊也, 八木剛平 (1994) ドパミン D2 遮断作用を有する薬物の併用による錐体外路系副作用. 治療 76: 140-144.

稲田俊也, 八木剛平 (1995a) 抗精神病薬の長期投与に関する問題点と注意点. Pharma Medica 10: 90-97.

稲田俊也, 八木剛平 (1995b) ラビット症候群. Clinical Neuroscience 13: 1353.

Inada T, Yagi G (1995) Current topics in tardive dyskinesia in Japan. Pscychiatr Clin Neurosci 49: 239-244.

Inada T, Yagi G (1996) Current topics in neuroleptic-induced extrapyramidal symptoms in Japan. Keio J Med: 95-99.

Inada T, Yagi G, Kamijima K, et al. (1990) A statistical trial of subclassification for tardive dyskinesia. Acta Psychiatr Scand 82: 404-407.

Inada T, Yagi G, Kamijima K, et al. (1991b) Clinical variants of tardive dyskinesia in Japan. Jpn J Psychiatr Neurol 45: 67-71.

Inada T, Yagi G, Miura S (2002) Extrapyramidal symptom profiles in Japanese patients with schizophrenia treated with olanzapine or haloperidol. Schizophr Res 57: 227-238.

Ishigooka J, Inada T, Miura S (2001) Olanzapine versus haloperidol in the treatment of patients with chronic schizophrenia: results of the Japan multicenter, double-blind olanzapine trial. Psychiatry Clin Neurosci 55: 403-414.

岩崎慎一, 楢林洋介 (1995) 薬物によるパーキンソニズム - 原因薬剤およびパーキンソン病との違いについて. 医薬ジャーナル 31: 63-67.

上島国利 (1993) 実地医家が知っておきたい抗うつ薬の知識と使い方. ライフサイエンス社, 東京.

Kane JM, Jeste DV, Barnes TRE, et al. (1992) Tardive dyskinesia: a task force report of the American Psychiatric Association, American Psychiatric Association, Washington D.C.

Kane JM, Leucht S, Docherty JP (2003) The expert consensus guideline series Optimizing Pharmacologic Treatment of Psychotic Disorders. J Clin Psychiatry 64 (suppl 12) : 1-100.

風祭 元, 松下昌雄, 竹村道夫 (1973) 遅発性ジスキネジアの臨床的研究 (1). 精神薬療基金研究年報 5: 201-204.

Kim JH, Jung HY, Kang UG, et al. (2002) Metric characteristics of the drug-induced extrapyramidal symptoms scale (DIEPSS) : a practical combined rating scale for drug-induced movement disorders. Mov Disord 17: 1354-1359.

木村 卓, 岩田健司, 高橋長秀, 他 (2005) 遅発性ジストニアに対する A 型ボツリヌス毒素の使用経験. 臨床精神薬理 8: 507-514.

Ko YH, Jung SW, Joe SH, et al. (2007) Association between serum testosterone levels and the severity of negative symptoms in male patients with chronic schizophrenia. Psychoneuroendocrinology 32 (4) : 385-391.

Kolbe H, Clow A, Jenner P, et al. (1981) Neuroleptic-induced acute dystonic reactions may be due to enhanced dopamine release on to supersensitive postsynaptic receptors. Neurology (NY) 31: 434-439.

葛原茂樹 (1992) 塩酸フルナリジンと錐体外路症状. 伊藤宗元, 風祭元, 近藤芳子, 他 (編) : Annual Report 医薬品の副作用 3. 中外医学社, 東京, pp86-93.

Lanvin MR, Rifkin A (1991) Prophylatic antiparkinson drug use: II .Withdrawal after long-term maintenance therapy. J Clin Pharmacol 31: 769-777.

Lehman AF, Lieberman JA, Dixon LB, et al. (2002) Practice guideline for the treatment of patients with schizophrenia, second version. American Psychiatric Association, 2002.

Liebeman JA, Saltz BL, Johns CA, et al. (1991) The effects of clozapine on tardive dyskinesia. Br J Psychiatry 158: 503-510.

Lohr JB, Cadet JL, Lohr MA, et al. (1988) Vitamine E in the treatment of tardive dyskinesia: the possible involvement of free radical mechanisms. Schizophr Bull 14: 291-296.

松田源一 (1991) 抗パーキンソン薬の使い方. 浅井昌弘, 八木剛平監修:精神分裂病治療のストラテジー: 薬物療法と精神療法の接点を求めて. 国際医書出版, 東京, pp189-193.

Miller AL, Hall CS, Buchanan RW et al. (2004) The Texas Medication Algorithm Project Antipsychotic Algorithm for Schizophrenia: 2003 Update. J Clin Psychiatry 65: 500-508.

諸富とも子, 久郷敏明, 山本良隆, 他 (1991) 消化性潰瘍治療薬 ranitidine によりパーキンソニズム, アカシジアを呈した1例. 精神医学 33: 865-868.

内藤寛, 葛原茂樹 (2002) EPS の症候学と病態生理. 臨床精神薬理 5: 15-22.

Nakazono Y, Abe H, Murakami H, et al. (2005) Association between neuroleptic drug-induced extrapyramidal symptoms and dopamine D2-receptor polymorphisms in Japanese schizophrenic patients. Int J Clin Pharmacol Ther 43: 163-171.

Nemeroff CB, Schatzberg AF (1999) Drugs for extrapyramidal side effects. In: Recognition and Treatment of Psychiatric Disorders. A Psychopharmacology Handbook for primary care, pp145-150, American Psychiatric Press, Washington D.C.

野崎昭子, 稲田俊也 (2000a): 遅発性ジスキネジアの薬物療法. 臨床精神薬理 3: 439-445.

野崎昭子, 稲田俊也 (2000b) 非定型抗精神病薬の副作用とその対策. 脳21 3: 357-362.

荻田和宏 (1973) 向精神薬長期投与による遅発性ジスキネジアについて－日仏2病院における比較研究－. 慶應医学 50: 297-310.

Owens DGC (1999) A guide to the extrapyramidal side-effects of antipsychotic drugs. Cambridge: Cambridge University Press.

Pivac N, Kozaric-Kovacic D, et al. (2004) Olanzapine versus fluphenazine in an open trial in patients with psychotic combat-related post-traumatic stress disorder. Psychopharmacology (Berl) 175 (4): 451-456.

Rupniak NMJ, Jenner P, Marsden CD (1986) Acute dystonia induced by neuroleptic drugs. Psychopharmacology 88: 403-419.

Sachdev P, Longragan C (1991) The present status of akathisia. J Nerv Ment Dis 179: 381-391.

Sandyk R, Kay SR (1990) Relationship of neuroleptic-induced akathisia to drug-induced parkinsonism. Ital J Neurol Sci 11: 439-442.

妹尾久, 稲田俊也 (1998) 薬原性錐体外路症状に関する仮説. 石郷岡純 (編): 精神疾患100の仮説. こころの臨床 a la carte 17 (増刊号): 368-371.

妹尾久, 稲田俊也 (2002) 非定型抗精神病薬の薬理学－定型抗精神病薬と比較して－. 非定型抗精神病薬の使用で遅発性ジスキネジアは起こりにくいか？精神科 1: 210-214.

Simpson GM, Angus JWS (1970) A rating scale for extrapyramidal side effects. Acta Psychiatr Scand 45 (Suppl 212): 11-19.

Siris SG (1990) Pharmacological treatment of substance-abusing schizophrenic patients. Schizophr Bull 16: 111-122.

高橋明比古, 村崎光邦 (1991) 抗うつ薬による錐体外路症状. 精神科治療学 6: 47-52.

Taniguchi T, Sumitani S, Aono M, et al. (2006) Effect of antipsychotic replacement with quetiapine on the symptoms and quality of life of schizophrenic patients with extrapyramidal symptoms. Hum Psychopharmacol 21: 439-445.

van Putten (1974) Why do schizophrenic patients refuse to take their drugs? Arch Gen Psychiatry 31: 67-72.

van Putten T, May SR (1984) Akathisia with haloperidol and thiothixene. Arch Gen Psychiatry 41: 1036-1039.

Walker JM, Matsumoto RR, Bowen WD, et al. (1988) Evidence for a role of haloperidol-sensitive s-'opiate' receptors in the motor effects of antipsychotic drugs. Neurology (NY) 38: 961-965.

Weiner WJ, Luby ED (1983) Tardive akathisia. J Clin Psychiatry 44: 417-419.

八木剛平 (1972) 向精神薬による Akathisia の臨床的研究. 特に症候学及び抗精神病薬 (Neuroleptica) の

いわゆる賦活効果との関連について. 精神経誌 76: 757-777, 1972.

八木剛平（1993）精神分裂病の薬物治療学 - ネオヒポクラティズムの提唱. 金原出版, 東京.

八木剛平, 稲田俊也（1989）新しい分裂病治療薬の模索 - いわゆる atypical neuroleptics を中心として. 神経精神薬理 11: 657-666.

八木剛平, 稲田俊也, 神庭重信（1991）アカシジアの診断と治療. 精神科治療学 6: 13-26.

横山秀克, 森 則夫, 丹羽真一（1994）遅発性ジスキネジアと活性酵素仮説. 脳と精神の医学 5: 219-225.

あとがき

　第一世代抗精神病薬が全盛期だった1970年代の米国では，頻発する薬原性錐体外路症状の評価に，第一世代の錐体外路症状評価尺度が用いられていた。ちょうどそのころ，この豊かな国では，100万長者（当時の換算レートで，100万ドルは3億6000万円）とよばれた富裕層が，車内のゆったりとした大型車キャデラックに乗って，広大な大陸の広い道路を堂々と走っていたのであろう。リッター3km程度の燃費でしか走らないことがあっても，豊かな国ならではの「消費は美徳」の時代であった。

　それから40年の歳月が流れ，今，1ドルは75円前後の時代。2010年代のわが国では，欧米よりも一足遅れて，ようやく第二世代抗精神病薬が全盛期を迎えている。頻発こそしないものの，時々出現する薬原性錐体外路症状には，簡素で感度が高い第二世代の錐体外路症状評価尺度であるDIEPSSが精神科臨床の現場でひっそりと使われるようになってきている。ちょうどそのころ，小さな島国の日本では，環境とエコロジーが重要視されるようになり，リッター30km以上は走るハイブリッドカーのプリウスが，狭い日本の町中を静かに走っている。

　それぞれの国にはそれぞれの国に固有の言語・技術・文化・考え方などがあり，また時代とともにそれらは変遷し，それぞれの時代にはそれぞれの環境や価値観がある。それはごく自然なことであろう。錐体外路症状が頻発していた時代の40年前から使われている「古代（第一世代・定型抗精神病薬・大量療法時代）に開発された」複雑・難解・多項目の欧米の尺度を，欧米とは頻度も重症度も異なり，使っている抗精神病薬も当時とは異なっている現在の日本にそのまま持ち込もうとしても，それはもはや現実的な話ではない。そのことは臨床現場の精神科医はもっともよくわかっていた。この分野における優れた欧米の研究者は第一世代の錐体外路症状評価尺度の問題点を堂々と指摘しているが，代替となる評価尺度の開発には及ばなかった。優れた現場の臨床的感覚をもつ精神科医の間では，今後の薬原性錐体外路症状の評価は，簡素で鋭敏で信頼性の高い尺度を好んで使用するであろうし，臨床研究の分野においても，確立されたトレーニング法に基づく臨床評価によって構築された科学的エビデンスの蓄積された評価尺度を用いて評価を行うことが最も賢明であろうことは言を待たない。

　DIEPSSは徐々にではあるが着実に近隣アジア諸国にもその使用が広がりをみせ，本当に徐々にではあるが，まじめに錐体外路症状を評価する全世界の精神科医の間にも浸透し始めているのが実感できる。日本の優れた技術は今や家電や自動車など第二次産業の分野だけに収まっていてはいけない。「日本の医療技術を守り，日本の医療技術を育て，そして日本の医療技術を世界に広げたい」と考えるのは私だけではないと思うが，その先導役となる医療技術として，このDIEPSSは今後も実地臨床においても臨床研究においても使用され，有用なエビデンスが集積され続けることが望まれる。

2012年2月

公益財団法人神経研究所　稲田　俊也

Appendix

I. Japanese version

II. Chinese version

III. Taiwanese version

IV. Korean version

V. English version

Appendix I - Japanese version

DIEPSS（薬原性錐体外路症状評価尺度）評価者用マニュアル

　この評価尺度表は抗精神病薬の治療中に発症する薬原性錐体外路症状の重症度を評価するために作成されたものであり，8つの個別評価項目と1つの総括評価項目からなりたっている。評価者は医学のトレーニングを積んでおり，神経学的症状評価についての十分な知識も持っていることが必要であり，かつ安定したデータが得られるようになるために本評価尺度表を使用するにあたっての十分な訓練を受けた者でなければならない。評価者は原則として被験者を直接診察することによって，診察中に観察される症状から被験者の評価にあたるが，病棟スタッフや家族からの情報も考慮にいれる。振戦，アカシジア，ジストニアなどの個別項目では，評価時に観察されない症状が夕薬服用後や就寝前のみに出現するといった，評価時以外の特定の時間帯に限局して出現すると訴える場合もあり，このような症例では被験者との問診や病棟スタッフや家族から得られる情報を考慮に入れて，その症状の重症度について注意深く評価すべきである。各研究プロトコールで定められた期間内（たとえば最近24時間以内，3日以内など）に観察される最も重篤な症状がその評価対象となる。以下の用語解説は特定の項目を評価するためのガイドラインを示したものである。

1 | 歩行　Gait

被験者に普段その被験者が道を歩くときと同じように歩いてもらう。ここでは，歩行の遅さ，すなわち速度の低下，歩幅の減少，上肢の振れの減少の程度についての評価を行い，前屈姿勢，前方突進現象の程度も考慮すること。これらの重症度が一致しない場合には，観察された症状の中から，最も重篤な症状に重点を置いて評価すること。また，歩行の開始困難や終了困難の程度は動作緩慢の項目を評価する際にも考慮すること。

- 0＝正常。
- 1＝上肢の振りがわずかに少なく，速度や歩幅もわずかに減少した歩行という印象。
- 2＝歩行速度や歩幅の軽度減少，および上肢の振りの軽度低下。軽度の前屈姿勢が観察される場合もある。
- 3＝上肢の振りがかなり減少した明らかに遅い歩行。典型的な前屈姿勢と小刻みな歩行。時に前方突進現象が認められる。
- 4＝一人での歩行開始はほとんど不可能。いったん歩行が開始されても非常に小刻みな歩行で引きずるように歩き，上肢の振りは全く見られない。重度の前方突進現象のみられることがある。

2 | 動作緩慢　Bradykinesia

動作が鈍くなったり，遅くなったりして，活動性が乏しくなること。動作の開始が遅延し，時には困難になる。顔面の表情の変化の乏しさの程度（仮面様顔貌），評価面接の際の話し方（単調で緩徐な話し方）についても評価すること。

- 0＝正常。
- 1＝動作が緩慢であるという印象。
- 2＝軽度の動作緩慢。わずかに認められる動作の開始または終了の遅延。会話のテンポはやや緩徐で，顔面の表情も幾分乏しい。
- 3＝中等度の動作緩慢。動作の開始または終了に明らかな困難をきたす。会話のテンポは中等度に遅く，顔面の表情変化も中等度に乏しい。
- 4＝重度の動作緩慢，もしくは不動（アキネジア）。被験者はほとんど動かない，または移動の際に多大な努力を要する。顔面表情筋の動きはほとんど見られず（典型的な仮面様顔貌），会話のテンポも著しく遅い。

3 | 流涎　Sialorrhea

唾液分泌過多の程度を評価すること。

- 0＝正常。
- 1＝評価面接の際にみられるごく軽度の唾液分泌過多の印象。
- 2＝評価面接の際にみられる口内にたまる軽度の唾液分泌過多。ほとんど会話の障害にはならない。
- 3＝評価面接の際にみられる中等度の唾液分泌過多。このためしばしば会話に困難を伴う。
- 4＝絶えず認められる重度の流涎，または垂れ流しの状態。

4 | 筋強剛　Muscle rigidity

上肢の屈伸に対する抵抗の程度を評価する。歯車現象，ろう屈現象や手首の曲がり具合の程度も評価すること。

0＝なし。
1＝上肢の屈伸でごく軽度の抵抗を感じるという印象。
2＝上肢の屈伸における軽度の抵抗。軽度の歯車現象が時に認められる。
3＝上肢の屈伸における中等度の抵抗。明らかな歯車現象のみられることがある。
4＝上肢の屈伸に非常に強い力を要し，中断するとそのままの肢位を保つ（ろう屈現象）。重度の筋強剛のためにしばしば上肢の屈伸が困難となることもある。

5 | 振戦　Tremor

口部，手指，四肢，躯幹に認められる反復的，規則的で（4〜8Hz），リズミカルな運動。客観的に観察される症状の出現頻度やその重症度に重点を置いて評価するが，そのために被験者の感じる苦痛や日常生活への影響の程度も考慮すること。

0＝なし。
1＝非特異的で軽微な振戦。または断続的に認められる一部位に限局した軽度の振戦。
2＝一部位に限局した軽度の振戦が持続的に観察される。または複数の部位にまたがる軽度の振戦，あるいは一部位に限局した中等度の振戦が断続的に認められる。
3＝一部位に限局した中等度の振戦が持続的に観察される。または複数の部位にまたがる中等度の振戦，あるいは一部位に限局した重度の振戦が断続的に認められる。
4＝重度の全般性振戦，または全身の粗大振戦

6 | アカシジア　Akathisia

アカシジアは静座不能に対する自覚，下肢のムズムズ感，ソワソワ感，絶えず動いていたいという衝動などの自覚的な内的不穏症状と，それに付随してみられる身体の揺り動かし，下肢の振り回し，足踏み，足の組み換え，ウロウロ歩きなどの客観的な運動亢進症状から成る。その評価にあたっては自覚症状の程度を優先して評価し，運動亢進症状は，主観症状を支持する所見として用いること。たとえば，アカシジアに特徴的な運動不穏の症状が顕著に認められても，内的不穏の自覚がない場合には0，非特異的ではっきりしない場合には1と評価する（仮性アカシジア）。アカシジアの評価に際しては，評価面接全体を通しての落ち着きのなさの有無も考慮に入れること。

0＝なし
1＝非特異的で軽微な内的不穏感。
2＝内的不穏に対する軽度の自覚はあるが，それは必ずしも苦痛の原因にはなっていない。アカシジアに特徴的な運動亢進症状の観察されることがある。
3＝中等度の内的不穏。このため不快な症状や苦痛が認められる。主観的な内的不穏に基づく身体の揺り動かし，下肢の振り回し，足踏みなどの下肢の特徴的な運動不穏が観察される。
4＝重度の内的不穏があり，このため被験者はじっとしていることができず，絶えず下肢を動かしている。睡眠障害や不安感を伴うことがある明らかに苦痛な状態。被験者はそれらの症状の鎮静を強く望む。

7 │ ジストニア　Dystonia

ジストニアは舌，頚部，四肢，躯幹などにみられる突発的な筋肉の捻転やつっぱり，痙縮あるいは持続的な異常ポジションで示されるような，筋緊張の異常な亢進によって引き起こされる症状の一群である。この症状に含まれるものには，舌の突出捻転，斜頚，後頚，牙関緊急，眼球上転，ピサ症候群などがある。ここでは筋緊張の亢進異常の程度を評価の対象とし，ジストニアで誘発される異常運動の程度はジスキネジアの項目で評価すること。客観的に観察される症状の出現頻度やその重症度に重点を置いて評価するが，ジストニアのために被験者の感じる苦痛や日常生活への影響の程度も考慮すること。嚥下困難や舌の肥厚などの付随する症状もこの項目を評価する際に考慮すること。

0 ＝なし。
1 ＝軽微な筋肉のこわばり，捻転，異常ポジションがあるという印象。
2 ＝軽度のジストニア。舌，頚部，四肢，躯幹にみられる軽度の捻転やつっぱり，痙縮，または軽度の眼球上転。被験者は必ずしも苦痛を感じていない。
3 ＝中等度のジストニア。中等度の捻転やつっぱり，痙縮，眼球上転。被験者はしばしばその症状に対する苦痛を訴える。迅速な治療が望まれる。
4 ＝四肢や躯幹に認められる重度のジストニア。このため食事や歩行などの日常生活の活動に著しい支障をきたす。可及的すみやかな治療の適応となる。

8 │ ジスキネジア　Dyskinesia

運動の異常に亢進した状態。顔面（顔面の表情筋），口部（口唇と口周辺部），舌，顎，上肢（腕，手首，手，指），下肢（脚，膝，踵，足趾），躯幹（頚部，肩部，臀部）にみられる他覚的に無目的で不規則な不随意運動。舞踏病様運動，アテトーゼ様運動は評価対象となるが，振戦は含まない。客観的に観察される異常不随意運動の出現頻度やその重症度に重点を置いて評価するが，異常不随意運動のために被験者の感じる苦痛や日常生活への影響の程度も考慮すること。誘発により発現する運動は自然に観察される運動よりも1ランク下げて評価すること。

0 ＝なし。
1 ＝非特異的で軽微な異常不随意運動が認められる。限局した軽度の異常不随意運動が断続的に認められる。
2 ＝限局した軽度の異常不随意運動が持続的に観察される。または複数の部位にまたがる軽度の異常不随意運動や限局した中等度以上の異常不随意運動が断続的に認められる。
3 ＝限局した中等度の異常不随意運動が持続的に観察される。または複数の部位にまたがる中等度の異常不随意運動や限局した重度の異常不随意運動が断続的に認められる。
4 ＝重度の異常不随意運動が観察される。このため日常生活に支障をきたす。

9 │ 概括重症度　Overall severity

個々の症状の重症度や出現頻度，それらの症状による苦痛の程度，日常生活への影響，さらにそれらの症状に対する処置の必要性などを考慮に入れて，錐体外路症状全体の概括重症度を評価すること。

0 ＝なし。
1 ＝ごく軽度。または疑わしい。
2 ＝軽度。日常生活にほとんど影響なし。必ずしも苦痛を感じない。
3 ＝中等度。日常生活にある程度の影響を及ぼす。しばしば苦痛を感じる。
4 ＝重度。日常生活に重大な影響を及ぼす。強く苦痛を感じる。

© Toshiya INADA, M.D.

Appendix I - Japanese version

DIEPSS（薬原性錐体外路症状評価尺度）全項目評価用紙

研究：
患者：
評価者：
評価日：　　　年　　　月　　　日
評価時間：　　　～

アンカーポイントの詳細な説明については，DIEPSS の評価者用マニュアルを熟読すること。

コード：
0 = なし，正常　None, Normal
1 = ごく軽度，不確実　Minimal, Questionable
2 = 軽度　Mild
3 = 中等度　Moderate
4 = 重度　Severe

適当なもの1つに○をつける。

1　歩行　Gait
小刻みな遅い歩き方。速度の低下，歩幅の減少，上肢の振れの減少，前屈姿勢や前方突進現象の程度を評価する。
Shuffling, slow gait. Evaluate the degree of reduction in speed and step, decrease in pendular arm movement, stooped posture and propulsion phenomenon.
　　0　1　2　3　4

2　動作緩慢　Bradykinesia
動作がのろく乏しいこと。動作の開始または終了の遅延または困難。顔面の表情変化の乏しさ（仮面様顔貌）や単調で緩徐な話し方の程度も評価する。
Slowness and poverty of movements: Delay and/or difficulty in initiating and/or terminating movements. Rate degree of poverty of facial expression (mask-like face) and monotonous, slurred speech, as well.
　　0　1　2　3　4

3　流涎　Sialorrhea
唾液分泌過多。
Excess salivation.
　　0　1　2　3　4

4　筋強剛　Muscle rigidity
上肢の屈伸に対する抵抗。歯車現象，ろう屈現象，鉛管様強剛や手首の曲がり具合の程度も評価する。
Resistance to flexion and extension of upper arms. Rate cogwheeling, waxy flexibility, lead-pipe rigidity and the degree of flexibility of wrists, as well.
　　0　1　2　3　4

5　振戦　Tremor
口部，手指，四肢，躯幹に認められる反復的，規則的（4～8 Hz）で，リズミカルな運動。
Repetitive, regular (4-8 Hz), and rhythmic movements observed in the oral region, fingers, extremities, and trunk.
　　0　1　2　3　4

6　アカシジア　Akathisia
静座不能に対する自覚；下肢のムズムズ感，ソワソワ感，絶えず動いていたいという衝動などの内的不穏症状とそれに関連した苦痛。運動亢進症状（身体の揺り動かし，下肢の振り回し，足踏み，足の組み換え，ウロウロ歩きなど）についても評価する。
Subjective inner restlessness and related distress; awareness of the inability to remain seated, restless legs, fidgety feelings, desire to move constantly, etc. Rate increased motor phenomena (body rocking, shifting from foot to foot, stamping in place, crossing and uncrossing legs, pacing around, etc.), as well.
　　0　1　2　3　4

7　ジストニア　Dystonia
筋緊張の異常な亢進によって引き起こされる症状。舌，頸部，四肢，躯幹などにみられる筋肉の捻転やつっぱり，持続的な異常ポジション。舌の突出捻転，斜頸，後頸，牙関緊急，眼球上転，ピサ症候群などを評価する。
Symptoms induced by the hypertonic state of muscles. Stiffness, twisting, and persistent abnormal position of muscles observed in tongue, neck, extremities, trunk, etc. Rate tongue protrusion, torticollis, retrocollis, trismus, oculogyric crisis, Pisa syndrome, etc.
　　0　1　2　3　4

8　ジスキネジア　Dyskinesia
運動の異常に亢進した状態。顔面，口部，舌，顎，四肢，躯幹にみられる他覚的に無目的で不規則な不随意運動。舞踏病様運動，アテトーゼ様運動は含むが，振戦は評価しない。
Hyperkinetic abnormal movements. Apparently purposeless, irregular, and involuntary movements observed in face, mouth, tongue, jaw, extremities and/or trunk. Include choreic and athetoid movements, but do not rate tremor.
　　0　1　2　3　4

9　概括重症度　Overall severity
錐体外路症状全体の重症度。
Overall severity of extrapyramidal symptoms.
　　0　1　2　3　4

© Toshiya INADA, M.D.

v

Appendix II - Chinese version

DIEPSS(药源性锥体外系症状量表)评分手册

设计这个药源性锥体外系症状量表的目的是为了评估药物引起的锥体外系症状的严重程度,这些症状是在用抗精神病药物治疗期间发生的,这个量表包括8个单项和1项总体严重程度。评分员应接受过医学培训,有充分的知识,能够评价神经系统症状。在本量表的用法方面,评分员也要接受充分的培训,以便能够重复得出稳定可靠的数据。评分员要评价受试者的症状,这些症状主要是通过与受试者直接交谈以及在交谈过程中观察发现的。评分员还要考虑病房工作人员和受试者亲属提供的信息。评价震颤、静坐不能、肌张力障碍等单项时,受试者可能会报告只在某些时间出现症状,如在晚上吃药后或睡觉前出现,而不在评价问诊当时。在这种情况下,评分员要仔细评价症状的严重程度,评价时既要考虑与受试者谈话获取的信息,也要考虑病房工作人员和受试者亲属提供的信息。要按各研究方案规定的评定时段(如最近24小时、最近3天等)所见的最重症状进行评分。各项评分标准如下。

1 | 步态 Gait

让受试者按照平常在大街上走路的方式走动。这一项要评定步态缓慢的情况,也就是评定步行速度减缓和步幅缩短的程度,以及手臂摆动幅度减少的程度。还要评定前屈姿势和前冲表现的程度。如果这些症状的强度都与参照点不一致,就优先评定受试者最重的症状。评定运动迟缓这一项时,还要考虑开始或结束走动时的困难程度。

0 = 正常。
1 = 步行速度略微减缓,步幅略微缩短,手臂摆动幅度略微减少。
2 = 步行速度轻度减缓,步幅轻度缩短,手臂摆动幅度轻度减少。有些人还有轻度的前屈。
3 = 步行速度明显减缓,手臂摆动幅度大大减少。出现典型的前屈姿势和小碎步。有时可见前冲表现。
4 = 一个人几乎不可能开步走路。即使能够开步走路,受试者也是步态拖曳,步幅非常小,手臂也不摆动。可见重度前冲表现。

2 | 运动迟缓 Bradykinesia

由于动作缓慢和缺少运动,活动减少。动作启动比较缓慢,有时会有困难。在检查期间,还要评定面部表情缺乏(面具脸)的程度,评定言语异常(说话音单调、不清)的程度。

0 = 正常。
1 = 动作缓慢。
2 = 轻度运动迟缓。动作变慢,肌张力丧失。动作启动和/或中止略微迟缓。面部表情轻度减少,语速轻度减慢。
3 = 中度运动迟缓。动作启动和/或中止明显迟缓。语速中度减慢,面部表情中度减少。
4 = 重度运动迟缓,或不能运动。受试者很少活动,或活动非常费力。面部表情几乎没什么变化(典型的面具脸)。语速明显减慢。

3 | 流涎 Sialorrhea

评定唾液过多的程度。

0 = 正常。
1 = 检查期间唾液略多。
2 = 检查期间口中唾液轻度过多。说话稍微有点困难。
3 = 检查期间唾液中度过多。常常造成说话困难。
4 = 唾液重度过多,或流口水,连续不断。

4 | 肌肉强直　Muscle rigidity

评定对手臂屈伸运动阻抗的严重程度。还要评定齿轮样强直、蜡样屈曲以及腕关节的灵活度。

0 = 无。
1 = 手臂屈伸运动略有阻力。
2 = 手臂屈伸运动有轻度阻力。有时可见轻度齿轮样强直。
3 = 手臂屈伸运动有中度阻力。可发生比较明显的齿轮样强直。
4 = 手臂屈伸运动阻力极大。一旦被打断，受试者可保持某种姿势（蜡样屈曲）。有时由于肌肉极度强直，导致手臂不能屈伸。

5 | 震颤　Tremor

反复、有规律(4-8Hz)的节律性运动，见于口部、手指、四肢和躯干部位。评定重点是客观症状的发生频率和严重程度，但也要考虑受试者主诉的痛苦程度以及症状对受试者生活质量影响的程度。

0 = 无。
1 = 同一个部位间断有轻微的非特异性震颤，和/或轻度震颤。
2 = 同一个部位持续有轻度震颤。≥2个区域间断有轻度震颤，和/或同一个部位间断有中度震颤。
3 = 同一个部位持续有中度震颤。≥2个区域间断有中度震颤，和/或同一个部位间断有重度震颤。
4 = 重度广泛震颤，和/或全身震颤。

6 | 静坐不能　Akathisia

静坐不能既包括主观感觉心神不定，如觉得不能坐下来，腿不停地动，坐立不安，不停地想动；也包括运动增多的客观表现，如身体摇晃、两脚不停地换位、原地踏步、腿不停地翘起来又放下、四处走动。评定的重点是主观症状的严重程度，并用运动增多的表现作为证据，支持主观症状。例如，如果没有心神不定，就评为0分；如果只有非特异性、不明确的心神不定，就评为1分，即使有静坐不能的不安运动典型表现（假性静坐不能），也评为1分。评定静坐不能时，还要考虑整个检查期间有没有心神不定。

0 = 无。
1 = 轻微的非特异性心神不定。
2 = 轻度心神不定，不一定会导致主观的痛苦。可见静坐不能的运动增多典型表现。
3 = 中度心神不定。导致不适症状和痛苦。由于心神不定，出现腿不停地动典型表现，如身体摇晃、两脚不停地换位及原地踏步。
4 = 重度心神不定。导致坐不下来，或腿不停地动。非常痛苦，可妨碍睡眠，和/或引起焦虑状态。受试者非常想消除这些症状。

7 | 肌张力障碍　Dystonia

肌张力障碍是由肌张力亢进引起的综合征，表现有肌肉僵硬、扭曲、痉挛、收缩和位置持续异常，见于舌、颈部、四肢、躯干等部位。症状包括吐舌、斜颈、颈后倾、牙关紧闭、眼动危象、Pisa综合征等。这一项只评定肌张力增加的异常程度。肌张力障碍所致运动异常的程度应当按运动障碍评定。评定的重点是客观症状的发生频率和严重程度，但也要考虑受试者主诉的痛苦程度以及症状对受试者生活质量影响的程度。进行这项评定时，要考虑到伴发症状，如受试者主诉的吞咽困难、舌的厚度等。

0 = 无。

1 = 肌肉轻微发紧、扭曲或姿势异常。

2 = 轻度肌张力障碍。舌、颈部、四肢、躯干轻度僵硬、扭曲或痉挛，或有轻度眼动危象。受试者不一定会觉得痛苦。

3 = 中度肌张力障碍。肌肉中度僵硬、扭曲、收缩，或有中度眼动危象。受试者常常说这些症状使其感觉痛苦。希望迅速得到治疗。

4 = 躯干和/或四肢有重度肌张力障碍。由于有这些症状，受试者的日常活动很困难，如吃饭和走路。迫切需要立即治疗。

8 | 运动障碍　Dyskinesia

异常运动过多。运动看起来没有目的，没有规律，属于不随意运动，见于面部（面部表情肌）、口部（口唇和口周边区域）、舌、下颌、上肢（手臂、腕部、手、手指）、下肢（腿、膝部、踝部、脚趾）和/或躯干（颈部、肩部、臀部）。要评定舞蹈症样运动和手足徐动症样运动，但不包括震颤。评定的重点是客观异常不随意运动的发生频率和严重程度，但也要考虑受试者主诉的痛苦程度以及症状对受试者生活质量影响的程度。评定更多观察到的自发运动障碍，而不是需要激发后出现的运动障碍。

0 = 无。

1 = 轻微的、非特异性、异常的不随意运动。局部间断的，有轻度、异常的不随意运动。

2 = 局部持续有轻度、异常的不随意运动。≥2个区域间断有轻度、异常的不随意运动，和/或局部间断有中度、异常的不随意运动。

3 = 局部持续有中度、异常的不随意运动。≥2个区域间断有中度、异常的不随意运动轻度，和/或局部间断有重度、异常的不随意运动。

4 = 重度、异常的不随意运动。由于有这些症状，受试者的日常活动比较困难。

9 | 总体严重程度　Overall severity

评定锥体外系症状的总体严重程度，既要考虑各个症状的严重程度和发生频率，也要考虑受试者主诉的痛苦程度，考虑这些症状对受试者日常活动影响的程度，以及考虑治疗的必要性。

0 = 无。

1 = 轻微或不确定。

2 = 轻度。对受试者的日常活动几乎没有影响。不一定会感觉痛苦。

3 = 中度。对受试者的日常活动有一定程度的影响。常常会感觉痛苦。

4 = 重度。对受试者的日常活动有相当大的影响。感觉非常痛苦。

© Chinese version Qiuqing Ang, M.D./ English version Toshiya Inada, M.D.

Appendix II - Chinese version

DIEPSS(药源性锥体外系症状量表)所有项目评定用纸

研究：_____

病人：_____

评价的人：_____

评价日：_____ 年 ____ 月 ____ 日

评价时间：_____ ～ _____

关于锚点数的详细说明，请仔细阅读DIEPSS评定者用说明书。

代码：
0 = 无，正常　None, Normal
1 = 轻微或不确实　Minimal, Questionable
2 = 轻度　Mild
3 = 中度　Moderate
4 = 重度　Severe

请圈出适当的一项

1　步态　Gait
步态拖曳、缓慢。评价步行速度减缓和步幅缩短的程度，评价手臂摆动减少的程度，评价前屈姿势和前冲表现的程度。
Shuffling, slow gait. Evaluate the degree of reduction in speed and step, decrease in pendular arm movement, stooped posture and propulsion phenomenon.
　　　　0　1　2　3　4

2　运动迟缓　Bradykinesia
动作缓慢、活动很少：动作开始和/或结束比较迟缓，和/或有困难。评定面部表情缺乏(面具脸)的程度，评定说话音单调、不清的程度。
Slowness and poverty of movements: Delay and/or difficulty in initiating and/or terminating movements. Rate degree of poverty of facial expression (mask-like face) and monotonous, slurred speech, as well.
　　　　0　1　2　3　4

3　流涎　Sialorrhea
唾液过多。
Excess salivation.
　　　　0　1　2　3　4

4　肌肉强直　Muscle rigidity
上臂屈伸运动有阻力。评定齿轮样强直、蜡样屈曲、铅管样强直以及腕关节的灵活度。
Resistance to flexion and extension of upper arms. Rate cogwheeling, waxy flexibility, lead-pipe rigidity and the degree of flexibility of wrists, as well.
　　　　0　1　2　3　4

5　震颤　Tremor
反复、有规律(4-8Hz)的节律性运动，见于口部、手指、四肢和躯干这些部位。
Repetitive, regular (4-8 Hz), and rhythmic movements observed in the oral region, fingers, extremities, and trunk.
　　　　0　1　2　3　4

6　静坐不能　Akathisia
主观感觉心神不定，很痛苦；觉得坐不下来，腿不停地动，坐立不安，不停地想动等表现。还要评定运动增多的表现(身体摇晃、两脚不停地换位、原地踏步、腿不停地翘起来又放下、四处走动等)。
Subjective inner restlessness and related distress; awareness of the inability to remain seated, restless legs, fidgety feelings, desire to move constantly, etc. Rate increased motor phenomena (body rocking, shifting from foot to foot, stamping in place, crossing and uncrossing legs, pacing around, etc.), as well.
　　　　0　1　2　3　4

7　肌张力障碍　Dystonia
肌张力亢进诱发的症状。肌肉僵硬、扭曲、位置持续异常，见于舌、颈部、四肢、躯干等部位。评定吐舌、斜颈、颈后倾、牙关紧闭、眼动危象、Pisa综合征等表现。
Symptoms induced by the hypertonic state of muscles. Stiffness, twisting, and persistent abnormal position of muscles observed in tongue, neck, extremities, trunk, etc. Rate tongue protrusion, torticollis, retrocollis, trismus, oculogyric crisis, Pisa syndrome, etc.
　　　　0　1　2　3　4

8　运动障碍　Dyskinesia
异常运动过多。运动看起来没有目的，没有规律，属于不随意运动，见于面部、口部、舌、下颌、四肢和/或躯干。包括舞蹈症样运动和手足徐动症样运动，但不需评价震颤。
Hyperkinetic abnormal movements. Apparently purposeless, irregular, and involuntary movements observed in face, mouth, tongue, jaw, extremities and/or trunk. Include choreic and athetoid movements, but do not rate tremor.
　　　　0　1　2　3　4

9　总体严重程度　Overall severity
锥体外系症状的总体严重程度。
Overall severity of extrapyramidal symptoms.
　　　　0　1　2　3　4

© Chinese version Qiuqing Ang, M.D./ English version Toshiya Inada, M.D.

DIEPSS（藥源性錐體外症狀量表）評分手冊

設計這個藥源性錐體外症狀量表的目的是為了評估藥物引起的錐體外症狀的嚴重程度，這些症狀是在使用抗精神病藥物治療期間發生的，這個量表包括8個單項和1項總體嚴重程度。評量員應接受過醫學培訓，有充分的知識，能夠評量神經系統症狀。在本量表的用法方面，評量員也要接受充分的培訓，以便能穩定地評量出可靠的數據。受試者的症狀評量主要以直接會談以及在會談過程中的觀察。評量員也要參考病房工作人員和受試者親屬提供的資訊。評量顫抖、靜坐不能、肌張力異常等單項時，受試者可能會報告只在某些時間出現症狀，如在晚上吃藥後或睡覺前出現，而不在評量會談當時。在這種情況下，評量員要仔細評量症狀的嚴重程度，評量時既要考慮與受試者談話獲取的信息，也要參考病房工作人員和受試者親屬提供的資訊。按照各研究方案所規定的評量時段（如最近24小時、最近3天等）所出現最重症狀評定分數。各項評分標準如下。

1 ｜ 步態　Gait

讓受試者按照平常在馬路上走路的方式走動。這一項要評量步態緩慢的情況，也就是評量步行速度減緩和步幅縮短的程度，以及手臂擺動幅度減少的程度。還要評量前屈（駝背）姿勢和前衝現象的程度。如果這些症狀強度無法符合參照點的敘述，就優先評量受試者最重的症狀。患者出現開始或結束走動困難時，也要納入運動遲緩此項的評估。

0 = 正常。
1 = 步行速度略微減緩，步幅略微縮短，手臂擺動幅度略微減少。
2 = 步行速度輕度減緩，步幅輕度縮短，手臂擺動幅度輕度減少。有些人還有輕度的前屈。
3 = 步行速度明顯減緩，手臂擺動幅度大大減少。出現典型的前屈姿勢和小碎步。有時可見前衝表現。
4 = 幾乎無法開始走路。即使能夠開始走路，受試者也是步態拖曳，步幅非常小，手臂也不擺動。可見重度前衝表現。

2 ｜ 運動遲緩　Bradykinesia

由於動作緩慢和缺乏，活動量減少。動作開始比較緩慢，有時會有困難。在會談過程，也要評量缺乏臉部表情（面具臉）和言語（說話音腔單調、不清）的程度。

0 = 正常。
1 = 動作緩慢的印象。
2 = 輕度運動遲緩。動作變慢，肌張力喪失。動作開始和/或結束略微遲緩。面部表情輕度減少，語速輕度減慢。
3 = 中度運動遲緩。動作開始和/或結束明顯障礙。語速中度減慢，面部表情中度減少。
4 = 重度運動遲緩，或不能運動。受試者很少活動，或活動非常費力。面部表情幾乎沒什麼變化（典型的面具臉）。語速明顯減慢。

3 ｜ 流涎　Sialorrhea

評量唾液過多的程度。

0 = 正常。
1 = 會談期間唾液略多。
2 = 會談期間口中唾液輕度過多。說話稍微有點困難。
3 = 會談期間唾液中度過多。常常造成說話困難。
4 = 唾液重度過多，或流口水，連續不斷。

4 | 肌肉僵硬　Muscle rigidity

評量對手臂屈伸運動阻抗的嚴重程度。還要評量齒輪樣僵直、蠟樣屈曲以及腕關節的靈活度。

0 = 無。
1 = 手臂屈伸運動略有阻力。
2 = 手臂屈伸運動有輕度阻力。有時可見輕度齒輪樣僵直。
3 = 手臂屈伸運動有中度阻力。可發生比較明顯的齒輪樣僵直。
4 = 手臂屈伸運動阻力極大。一旦被打斷，受試者可保持某種姿勢(蠟樣屈曲)。有時由於肌肉極度僵直，導致手臂不能屈伸。

5 | 顫抖　Tremor

反覆、規則(4-8Hz)和具節律性的運動，見於口部、手指、四肢和軀幹部位。評量重點是客觀症狀的發生頻率和嚴重程度，但也要考慮受試者主訴的痛苦程度以及症狀對受試者生活品質影響的程度。

0 = 無。
1 = 非特異性的極輕微顫抖，和/或同一個部位間歇性觀察到輕度顫抖。
2 = 同一個部位觀察到持續輕度顫抖。兩個或以上部位出現輕度顫抖，和/或單一個部位出現間斷中度顫抖。
3 = 同一個部位觀察到持續中度顫抖。兩個或以上部位出現中度顫抖，和/或單一個部位出現間斷重度顫抖。
4 = 重度廣泛性顫抖，和/或全身震顫。

6 | 靜坐不能　Akathisia

靜坐不能既包含主觀感受到坐立不安，如覺得不能坐住，腿不停地動，忐忑不安的感覺，不停地想動；也包括運動增多的客觀表現，如身體搖晃、兩腳不停地換位、原地踏步、腿不停地翹起來又放下、四處走動。評量的重點是主觀症狀的嚴重程度，並用運動增多的表現作為證據，支持主觀症狀。例如，如果沒有坐立不安，就評為0分；如果只有非特異性、不明確的坐立不安，就評為1分，即使有靜坐不能的不安運動典型表現（假性靜坐不能）。評量靜坐不能時，還要考慮整個檢查期間有沒有坐立不安。

0 = 無。
1 = 輕微的非特異性坐立不安。
2 = 輕度坐立不安，不一定會導致主觀的痛苦。可見靜坐不能的運動增多典型表現。
3 = 中度坐立不安。導致不適症狀和痛苦。由於坐立不安，出現雙腿不停運動的典型表現，如身體搖晃、兩腳不停地換位及原地踏步。
4 = 重度坐立不安。導致無法靜坐，或雙腿不停地動。在嚴重痛苦狀況，可能會妨礙睡眠，和/或引起焦慮狀態。受試者非常想消除這些症狀。

7 | 肌張力異常　Dystonia

肌張力障礙是由肌張力亢進引起的症候群，表現有肌肉群的僵硬、扭曲、痙攣、收縮和持續方位異常，見於舌、頸部、四肢、軀幹等部位。症狀包括吐舌、斜頸、頸後傾、牙關緊閉、眼球上吊、比薩症候群等。這一項只評量肌張力異常增加的程度。肌張力障礙所致運動異常的程度應當按運動障礙評量。評量的重點是客觀症狀的發生頻率和嚴重程度，但也要考慮受試者主訴的痛苦程度以及症狀對受試者生活品質影響的程度。進行這項評量時，要考慮到伴發症狀，如受試者主訴的吞嚥困難、舌的厚度等。

0 = 無。
1 = 可能肌肉有輕微僵硬、扭曲或異常姿勢。
2 = 輕度肌張力障礙。舌、頸部、四肢、軀幹輕度僵硬、扭曲或痙攣，或有輕度眼球上吊。受試者不一定會覺得痛苦。
3 = 中度肌張力障礙。肌肉中度僵硬、扭曲、收縮，或有中度眼球上吊。受試者常常說這些症狀使其感覺痛苦。希望迅速得到治療。
4 = 軀幹和/或四肢有重度肌張力障礙。由於有這些症狀，受試者的日常活動很困難，如吃飯和走路。迫切需要立即治療。

8 | 運動異常　Dyskinesia

異常運動過多。運動看起來明顯沒有目的，不規則，且不自主，見於臉部（臉部表情肌）、口部（口唇和口週邊區域）、舌、下頜、上肢（手臂、腕部、手、手指）、下肢（腿、膝部、踝部、腳趾）和/或軀幹（頸部、肩部、臀部）。要評量舞蹈症樣運動和手足徐動症樣運動，但不包括顫抖。評量的重點是客觀異常的不自主運動的發生頻率和嚴重程度，但也要考慮受試者主訴的痛苦程度以及症狀對受試者生活品質影響的程度。評量更多觀察到的自發運動障礙，而不是需要激發後出現的運動障礙。

0 = 無。
1 = 非特異性輕微的異常的不自主運動。局部間斷的，有輕度、異常的不自主運動。
2 = 局部持續有輕度、異常的不自主運動。≥2個部位間斷有輕度、異常的不自主運動，和/或局部間斷有中度、異常的不自主運動。
3 = 局部持續有中度、異常的不自主運動。≥2個部位間斷有中度、異常的不自主運動輕度，和/或局部間斷有重度、異常的不自主運動。
4 = 重度、異常的不自主運動。由於有這些症狀，受試者的日常活動比較困難。

9 | 整體嚴重程度　Overall severity

評量錐體外症狀的整體嚴重程度，既要考慮各項症狀的嚴重程度和發生頻率，也要考慮受試者主訴的痛苦程度，以及這些症狀對受試者日常活動影響的程度，還要考慮治療的必要性。

0 = 無。
1 = 輕微或不確定。
2 = 輕度。對受試者的日常活動幾乎沒有影響。不一定會感覺痛苦。
3 = 中度。對受試者的日常活動有一定程度的影響。常常會感覺痛苦。
4 = 重度。對受試者的日常活動有相當大的影響。感覺非常痛苦。

© Taiwanese version Shih-ku Lin, M.D. / English version Toshiya Inada, M.D.

Appendix III - Taiwanese version

DIEPSS（藥源性錐體外症狀評量表）所有項目評量表

研究：_____

病人：_____

評量者：_____

評量日期：_____ 年 _____ 月 _____ 日

評量時間：_____~_____

有關錨點分數的詳細說明，請熟讀DIEPSS評量員的評分手冊。

評分：
0 = 無，正常　None, Normal
1 = 輕微或不確定　Minimal, Questionable
2 = 輕度　Mild
3 = 中度　Moderate
4 = 重度　Severe

請圈出適當的一項

1　步態　Gait
步態拖曳、緩慢。評量步行速度減緩和步幅縮短的程度，手臂擺動減少的程度，前屈姿勢和前衝表現的程度。
Shuffling, slow gait. Evaluate the degree of reduction in speed and step, decrease in pendular arm movement, stooped posture and propulsion phenomenon.
0　1　2　3　4

2　運動遲緩　Bradykinesia
動作緩慢，活動很少：動作開始和/或結束比較遲緩，和/或有困難。評量臉部表情缺乏(面具臉)的程度，評量說話音腔單調、不清的程度。
Slowness and poverty of movements: Delay and/or difficulty in initiating and/or terminating movements. Rate degree of poverty of facial expression (mask-like face) and monotonous, slurred speech, as well.
0　1　2　3　4

3　流涎　Sialorrhea
唾液過多。
Excess salivation.
0　1　2　3　4

4　肌肉僵硬　Muscle rigidity
上臂屈伸運動有阻力。評量齒輪樣僵直、蠟樣屈曲、鉛管樣僵直以及腕關節的靈活度。
Resistance to flexion and extension of upper arms. Rate cogwheeling, waxy flexibility, lead-pipe rigidity and the degree of flexibility of wrists, as well.
0　1　2　3　4

5　顫抖　Tremor
反覆、有規則(4-8Hz)的節律性運動，見於口部、手指、四肢和軀幹這些部位。
Repetitive, regular (4-8 Hz), and rhythmic movements observed in the oral region, fingers, extremities, and trunk.
0　1　2　3　4

6　靜坐不能　Akathisia
主觀感覺坐立不安與相關痛苦；覺得坐不住，腿不停地動，忐忑不安，不停地想動等表現。還要評量運動增多的表現(身體搖晃、兩腳不停地換位、原地踏步、腿不停翹起來又放下、四處走動等)。
Subjective inner restlessness and related distress; awareness of the inability to remain seated, restless legs, fidgety feelings, desire to move constantly, etc. Rate increased motor phenomena (body rocking, shifting from foot to foot, stamping in place, crossing and uncrossing legs, pacing around, etc.), as well.
0　1　2　3　4

7　肌張力異常　Dystonia
肌張力亢奮誘發的症狀。肌肉僵硬、扭曲、持續方位異常，見於舌頭、頸部、四肢、軀幹等部位。評量吐舌、斜頸、頸後傾、牙關緊閉、眼球上吊、比薩症候群等表現。
Symptoms induced by the hypertonic state of muscles. Stiffness, twisting, and persistent abnormal position of muscles observed in tongue, neck, extremities, trunk, etc. Rate tongue protrusion, torticollis, retrocollis, trismus, oculogyric crisis, Pisa syndrome, etc.
0　1　2　3　4

8　運動異常　Dyskinesia
異常運動過多。運動看起來沒有目的，不規則，且不自主，見於臉部、口部、舌、下頷、四肢和/或軀幹。包括舞蹈症樣運動和手足徐動症樣運動，但不需評量顫抖。
Hyperkinetic abnormal movements. Apparently purposeless, irregular, and involuntary movements observed in face, mouth, tongue, jaw, extremities and/or trunk. Include choreic and athetoid movements, but do not rate tremor.
0　1　2　3　4

9　整體嚴重程度　Overall severity
錐體外症狀的整體嚴重程度。
Overall severity of extrapyramidal symptoms.
0　1　2　3　4

© Taiwanese version Shih-ku Lin, M.D./ English version Toshiya Inada, M.D.

DIEPSS(약물에 의한 추체외로 증상 평가 척도)평가자를 위한 지침서

이 척도는 항정신병 약물 치료를 하는 동안에 일어나는, 약물에 의한 추체외로 증상의 심각도를 평가하기 위해 만들어졌으며, 개별적 항목 8개와 포괄적 항목 1개로 구성되어 있다. 평가자는 의학 교육을 받은 사람으로서 신경학적 증상의 평가에 대한 충분한 지식이 있어야 한다. 또한 일관성 있는 자료를 얻기 위해 평가자는 이 척도의 사용 방법에 대한 충분한 훈련을 받아야 한다. 평가자는 주로 피검자와의 직접적인 인터뷰와, 인터뷰하는 동안의 관찰을 통하여 피검자의 증상을 평가해야 한다. 평가자는 또한 병실 근무자와 가족으로부터 얻은 정보도 참작해야 한다. 진전(tremor), 정좌불능증(akathisia), 근긴장이상(dystonia) 등의 개별 항목의 평가에서, 때때로 피검자는 인터뷰 기간보다는 밤에 약을 복용한 후 또는 잠들기 전과 같은 어느 일정한 때에만 그 증상들이 나타난다고 보고할 수도 있다. 이런 경우에, 평가자는 병실 근무자와 가족으로부터 얻은 정보뿐만 아니라 피검자와의 인터뷰도 고려하여 증상의 심각도를 신중하게 평가해야 한다. 개개의 연구 계획서에 정해진 평가 기간 동안에(예를 들면, 최근 24시간, 최근 3일 등) 관찰된 가장 심한 증상들을 평가해야 한다. 다음의 용어 해설은 특정한 항목의 평가를 위한 지침이다.

1 | 걸음걸이 Gait

피검자에게 평상시에 길을 걷는 것처럼 걸어 보라고 한다. 이 항목에서 걸음걸이의 느려짐을 평가한다. 즉, 팔을 앞뒤로 흔드는 진자 운동(pendular arm movement)의 감소와 더불어 걸음걸이 속도와 보폭의 감소 정도를 평가한다. 구부정한 자세와 전방돌진 현상(propulsion)의 정도도 고려한다. 이런 증상들의 강도가 기준점(anchor point)에 맞지 않으면, 피검자에게서 관찰되는 가장 심한 증상을 기준으로 평가한다. 걷기 시작하거나 멈출 때 나타나는 어려움의 정도는 운동완만(bradykinesia) 항목의 평가에도 고려해야 한다.

- 0 = 정상.
- 1 = 팔의 진자 운동이 최경도로 감소되며, 걸음걸이 속도와 보폭이 최경도로 감소됨.
- 2 = 팔의 진자 운동이 경도로 감소되며, 걸음걸이 속도와 보폭이 경도로 감소됨. 어떤 경우에는 경도의 구부정한 자세도 관찰됨.
- 3 = 팔의 진자 운동이 상당히 감소되며, 걸음걸이가 뚜렷이 늦어짐. 전형적인 구부정한 자세를 보이고 보폭이 좁아짐. 때때로 전방돌진 현상이 관찰됨.
- 4 = 혼자 걷기를 시작하는 것이 거의 불가능함. 걷기 시작한다 해도 팔의 진자 운동이 없고 보폭이 매우 좁으며, 발을 질질 끌면서 걷는 것이 관찰됨. 심한 전방돌진 현상이 관찰될 수 있음.

2 | 운동완만 Bradykinesia

운동의 느려짐과 빈약함으로 인해 활동이 감소된 것을 평가한다. 운동을 시작하는 것이 지연되고 때로는 어렵다. 얼굴 표정의 빈약한 정도(마스크 쓴 것 같은 얼굴)와 인터뷰 동안의 말투(단조롭고 명료하지 못한 말투)도 평가한다.

- 0 = 정상.
- 1 = 운동이 느려진 인상(impression).
- 2 = 경도의 운동완만. 운동이 느려지고 근긴장이 상실됨. 운동을 시작하거나 마칠 때 약간 지연됨. 말의 속도와 얼굴표정에서 경도의 감소를 보임.
- 3 = 중등도의 운동완만. 운동을 시작하거나 마칠 때 뚜렷한 장해가 있음. 중등도로 말의 속도가 느려지며, 중등도의 장해가 얼굴 표정에 나타남.
- 4 = 고도의 운동완만, 또는 무동증(akinesia). 거의 움직이지 않거나 움직일 때 많은 노력이 필요함. 얼굴 표정에 거의 변화가 없음(전형적인 마스크 쓴 것 같은 얼굴). 말이 현저하게 느려짐.

3 | 침흘림 Sialorrhea

과다한 타액 분비 정도를 평가한다.

- 0 = 정상.
- 1 = 최경도의 타액 분비 과다가 인터뷰하는 동안 관찰됨.
- 2 = 경도의 타액 고임이 인터뷰하는 동안 관찰됨. 말하는 데 어려움이 조금 있음.
- 3 = 중등도의 타액 분비 과다가 인터뷰하는 동안 관찰됨. 종종 말하기가 어려움.
- 4 = 고도의 타액 분비 과다가 항상 관찰되거나, 침을 입 밖으로 흘림(drooling).

4 | 근육 경직　Muscle rigidity

팔의 구부리기(flexion)와 펴기(extension)에 대한 저항의 심각도를 평가한다. 톱니바퀴현상(cogwheeling), 손목의 굴곡성(flexibility) 정도, 납굴증(waxy flexibility)도 평가한다.

- 0 = 없음.
- 1 = 최경도의 저항을 보임.
- 2 = 경도의 저항을 보임. 때때로 경도의 톱니바퀴현상이 보임.
- 3 = 중등도의 저항을 보임. 명백한 톱니바퀴현상이 일어날 수 있 음.
- 4 = 극도의 저항을 보임. 동작이 중지되었을 때 한 자세를 그대로 유지하기도 함(납굴증). 극도의 근육 경직으로 인해 때때로 팔의 구부리기와 펴기가 불가능함.

5 | 진전　Tremor

입 부위, 손가락, 사지와 몸통에서 관찰되는 반복적이고, 규칙적 (4–8 Hz)이며 주기적인 운동. 주로 객관적으로 관찰되는 증상의 빈도와 심각도에 중점을 두어 평가하지만, 피검자가 호소하는 고통의 정도, 그리고 증상으로 인하여 삶의 질에 영향을 받는 정도도 고려한다.

- 0 = 없음.
- 1 = 최경도의 비특이성 진전이 관찰되거나 또는 경도의 진전이 한 부위에서 간헐적으로 관찰됨.
- 2 = 경도의 진전이 한 부위에서 지속적으로 관찰됨. 경도의 진전이 두 부위 이상에서 간헐적으로 관찰되거나 또는 중등도의 진전이 한 부위에서 간헐적으로 관찰됨.
- 3 = 중등도의 진전이 한 부위에서 지속적으로 관찰됨. 중등도의 진전이 두 부위 이상에서 간헐적으로 관찰되거나 또는 고도의 진전이 한 부위에서 간헐적으로 관찰됨.
- 4 = 고도의 전신성(generalized) 진전 또는 전신 진전(whole body tremor).

6 | 정좌불능증　Akathisia

정좌불능증은 안절부절못하는 주관적인 느낌(subjective inner restlessness)과 객관적으로 증가된 운동 현상으로 이루어져 있다. 안절부절못하는 주관적인 느낌이란 앉아 있기가 불가능함, 안절부절못하는 다리(restless leg), 꼼지락거림(fidgetiness) 그리고 끊임없이 움직이려는 욕구 등을 자각(awareness)하는 것이다. 객관적으로 증가된 운동 현상이란 몸 흔들기(body rocking), 중심을 이 발 저 발로 옮기기(shifting from foot to foot), 제자리에서 발 구르기(stamping in place), 다리를 꼬았다 풀었다 하기(crossing and uncrossing legs), 주변을 왔다 갔다 하기(pacing around)와 같은 현상을 말한다. 주관적 증상의 심각도에 중점을 두어 평가하고, 증가된 운동 현상은 주관적 증상을 뒷받침하는 증거로 사용한다. 예를 들어, 안절부절못하는 느낌을 자각하지 않을 때는 0으로 평가한다. 정좌불능증의 특징적인 안절부절못하는 움직임이 관찰되더라도, 안절부절못하는 주관적인 느낌이 비특이적으로 명확하지 않게 있을 때는 1로 평가한다 (가성 정좌불능증(pseudoakathisia)). 정좌불능증의 평가에서는 검사 전반을 통해 나타나는 안절부절못함의 여부도 고려한다.

- 0 = 없음.
- 1 = 최경도의 비특이적인 안절부절못하는 느낌.
- 2 = 경도의 안절부절못하는 느낌을 자각하나 항상 고통스러운 것은 아님. 정좌불능증의 특징적인 증가된 운동 현상이 관찰될 수도 있음.
- 3 = 중등도의 안절부절못하는 느낌. 불편함과 고통스러움을 동반함. 안절부절못하는 주관적인 느낌으로 인해 유발되는 특징적인 다리의 안절부절못하는 움직임, 예를 들면 몸 흔들기, 중심을 이 발 저 발로 옮기기, 제자리에서 발 구르기와 같은 움직임이 관찰됨.
- 4 = 고도의 안절부절못하는 느낌. 자리에 앉아 있기가 불가능하거나 끊임없이 다리를 움직임. 수면 장애 또는 불안 상태를 일으킬 수 있는 명백히 고통스러운 상태임. 환자는 증상의 경감을 강력하게 원함.

7 | 근긴장이상 Dystonia

근긴장이상은 근육의 긴장과도 상태(hypertonic state)로 인해 유발되며, 혀, 목, 사지와 몸통 등에서 관찰되는 강직(stiffness), 꼬임(twisting), 연축(spasm), 수축(contraction), 그리고 지속적인 근육의 비정상적 위치(abnormal position)로 나타나는 증후군이다. 증상에는 혀 돌출(tongue protrusion), 사경(torticollis), 후굴성 사경(retrocollis), 턱관절경직(trismus), 안구운동발작(oculogyric crisis), 피사 증후군(Pisa syndrome) 등이 있다. 이 항목에서는 비정상적으로 증가된 근육 긴장의 정도만을 평가한다. 근긴장이상으로 인한 비정상 운동의 정도는 운동곤란증(dyskinesia)의 항목에서 평가해야 한다. 주로 객관적으로 관찰되는 증상의 빈도와 심각도에 중점을 두어 평가하지만, 피검자가 호소하는 고통의 정도와 증상으로 인하여 삶의 질에 영향을 받는 정도도 고려한다. 이 항목을 평가할 때 연하 곤란, 혀가 두꺼워짐(thickness of tongue) 등을 호소하는 것과 같은 동반된 증상도 고려한다.

- 0 = 없음.
- 1 = 최경도의 근육 당김(tightness), 꼬임, 또는 비정상적인 자세.
- 2 = 경도의 근긴장이상. 혀, 목, 사지, 몸통에서 경도의 강직, 꼬임, 연축이 관찰되거나 경도의 안구운동발작이 관찰됨. 항상 고통스러운 것은 아님.
- 3 = 중등도의 근긴장이상. 중등도의 강직, 꼬임, 수축 또는 안구운동발작이 관찰됨. 증상과 관련된 고통을 자주 호소함. 신속한 치료가 바람직함.
- 4 = 고도의 근긴장이상이 몸통 또는 사지에서 관찰됨. 이러한 증상 때문에 먹고 걷는 것과 같은 일상활동이 현저히 어려움. 긴급한 치료가 필요함.

8 | 운동곤란증 Dyskinesia

비정상적인 과운동증. 명백하게 목적이 없고(purposeless) 불규칙적이며(irregular) 불수의적인(involuntary) 운동이 얼굴(얼굴 표정 근육), 입(입술과 입 주위), 혀, 턱, 상지(팔, 손목, 손, 손가락), 하지(다리, 무릎, 발목, 발가락), 또는 몸통(목, 어깨, 엉덩이)에서 관찰된다. 무도성(choreic) 및 무정위(athetoid) 운동을 평가하나 진전은 포함시키지 않는다. 주로 객관적으로 관찰된 비정상적인 불수의 운동의 빈도와 심각도에 중점을 두어 평가하지만, 피검자가 호소하는 고통의 정도와 증상으로 인하여 삶의 질에 영향을 받는 정도도 고려한다. 유발시켜 일어나는 운동은 자발적으로 관찰되는 운동보다 1점 낮게 평가한다.

- 0 = 없음.
- 1 = 최경도의 비특이적이고 비정상적인 불수의 운동이 관찰됨. 경도의 비정상적인 불수의 운동이 국한된 부위에서 간헐적으로 관찰됨.
- 2 = 경도의 비정상적인 불수의 운동이 국한된 부위에서 지속적으로 관찰됨. 경도의 비정상적인 불수의 운동이 두 부위 이상에서 간헐적으로 관찰되거나 또는 중등도의 비정상적인 불수의 운동이 국한된 부위에서 간헐적으로 관찰됨.
- 3 = 중등도의 비정상적인 불수의 운동이 국한된 부위에서 지속적으로 관찰됨. 중등도의 비정상적인 불수의 운동이 두 부위 이상에서 간헐적으로 관찰되거나 또는 고도의 비정상적인 불수의 운동이 국한된 부위에서 간헐적으로 관찰됨.
- 4 = 고도의 비정상적인 불수의 운동이 관찰됨. 증상으로 인해 일상 활동에 어려움이 있음.

9 | 전체적 심각도 Overall severity

추체외로 증상의 전체적 심각도는 개별 증상들의 심각도와 빈도, 피검자가 호소하는 고통의 정도, 증상으로 인해 일상 활동에 영향을 받는 정도와 치료가 필요한 정도를 고려하여 평가한다.

- 0 = 없음.
- 1 = 최경도 또는 의심스러운 정도.
- 2 = 경도. 피검자의 일상 활동에 거의 영향을 주지 않음. 항상 고통스럽지는 않음.
- 3 = 중등도. 피검자의 일상 활동에 어느 정도 영향을 미침. 자주 고통스러움.
- 4 = 고도. 피검자의 일상 활동에 심각한 영향을 미침. 매우 고통스러움.

© Korean version Yong Sik Kim, M.D./ English version Toshiya Inada, M.D.

Appendix IV - Korean version

DIEPSS(약물에 의한 추체외로 증상 평가 척도)전 항목평가 용지

연구 (Study) :	코드 (Code)
환자명 (Patient) :	0 = 없음, 정상 None, Normal
평가자 (Rater) :	1 = 극히 경증, 불확실 Minimal, Questionable
평가일시 (Date of evaluation) : 년 월 일	2 = 경증 Mild
평가 시간 (Time of evaluation) : ~	3 = 중등도 Moderate
	4 = 중증 Severe

엥커 포인트의 상세한 설명에 대해서는, DIEPSS의 평가자용 매뉴얼을 숙독할 것.
Read the rater's manual of DIEPSS carefully, for detailed explanation of anchor points.

적당한 평점에○을 붙여 주세요.(Circle one as appropriate.)

1 걸음걸이 Gait
속도와 보폭, 팔흔들기, 구부정한 자세, 보폭, 전방돌진 현상.
Shuffling, slow gait. Evaluate the degree of reduction in speed and step, decrease in pendular arm movement, stooped posture and propulsion phenomenon.

0 1 2 3 4

2 운동완만 Bradykinesia
느려진 움직임, 운동 시작/종료의 어려움, 표정 감소, 말의 속도 및 말투.
Slowness and poverty of movements: Delay and/or difficulty in initiating and/or terminating movements. Rate degree of poverty of facial expression (mask-like face) and monotonous, slurred speech, as well.

0 1 2 3 4

3 침흘림 Sialorrhea
과다한 타액 분비 정도를 평가한다.
Excess salivation.

0 1 2 3 4

4 근육 경직 Muscle rigidity
상지의 구부리기/펴기 시의 저항감 및 톱니바퀴현상, 납굴증도 평가한다.
Resistance to flexion and extension of upper arms. Rate cogwheeling, waxy flexibility, lead-pipe rigidity and the degree of flexibility of wrists, as well.

0 1 2 3 4

5 진전 Tremor
입 부위, 손가락, 사지와 몸통에서 관찰되는 반복적이고, 규칙적 (4 –8 Hz)이며 주기적인 운동.
Repetitive, regular (4-8 Hz), and rhythmic movements observed in the oral region, fingers, extremities, and trunk.

0 1 2 3 4

6 정좌불능증 Akathisia
아래의 주관적 소견/특징적 운동[앉아서 – 서서]을 평가.
*주관적 느낌: 앉아있지 못하겠다, 안절부절못하는 다리, 꼼지락거림, 계속 움직이고싶은 욕구.
*특징적 운동: (앉아서) 상체 흔들기, 다리 꼬기-풀기.
 (서서) 발을 쿵쿵, 몸무게를 이쪽–저쪽 다리로 자주 옮김, 종종걸음.
Subjective inner restlessness and related distress; awareness of the inability to remain seated, restless legs, fidgety feelings, desire to move constantly, etc. Rate increased motor phenomena (body rocking, shifting from foot to foot, stamping in place, crossing and uncrossing legs, pacing around, etc.), as well.

0 1 2 3 4

7 근긴장이상 Dystonia
근긴장이상은 근육의 긴장과도 상태로 인해 유발되며, 혀, 목, 사지와 몸통 등에서 관찰되는 강직, 꼬임, 연축, 수축, 그리고 지속적인 근육의 비정상적 위치로 나타나는 증후군이다. 증상에는 혀 돌출, 사경, 후굴성 사경, 턱관절경직, 안구운동발작, 피사 증후군 등이 있다.
Symptoms induced by the hypertonic state of muscles. Stiffness, twisting, and persistent abnormal position of muscles observed in tongue, neck, extremities, trunk, etc. Rate tongue protrusion, torticollis, retrocollis, trismus, oculogyric crisis, Pisa syndrome, etc.

0 1 2 3 4

8 운동곤란증 Dyskinesia
비정상적인 과운동증. 명백하게 목적이 없고 불규칙적이며 불수의적인 운동이 얼굴(얼굴 표정 근육), 입(입술과 입 주위), 혀, 턱, 상지(팔, 손목, 손, 손가락), 하지(다리, 무릎, 발목, 발가락), 또는 몸통(목, 어깨, 엉덩이)에서 관찰된다. 무도성 및 무정위 운동을 평가하나 진전은 포함시키지 않는다.
Hyperkinetic abnormal movements. Apparently purposeless, irregular, and involuntary movements observed in face, mouth, tongue, jaw, extremities and/or trunk. Include choreic and athetoid movements, but do not rate tremor.

0 1 2 3 4

9 전체적 심각도 Overall severity
추체외로 증상의 전체적 심각도.
Overall severity of extrapyramidal symptoms.

0 1 2 3 4

© Korean version Yong Sik Kim, M.D./ English version Toshiya Inada, M.D.

Appendix V - English version

DIEPSS (Drug-induced Extrapyramidal Symptoms Scale) Rater's Manual

This scale is designed to evaluate the severity of drug-induced extrapyramidal symptoms occurring during antipsychotic drug treatment, and consists of 8 individual items and 1 global item. Raters should have medical training and have sufficient knowledge of the evaluation of neurological symptoms. They also need to have sufficient training on how to use this scale so that they can reproduce stable data. Raters should evaluate the subject's symptoms principally from direct interview with the subject and from observations during the interview. Raters should also take information obtained from the ward personnel and from relatives into consideration. In evaluating individual items of tremor, akathisia, dystonia, etc., the subject may sometimes report that the symptoms appear only at certain times other than during the evaluation interview, such as after receiving night medication or before sleep. In such cases, the raters should carefully evaluate the severity of symptoms considering the interview with the subject as well as the information obtained from the ward personnel and relatives. The severest symptoms observed within the rating period determined in the individual research protocols (e.g. recent 24 hours, recent 3 days, etc.) should be considered for evaluation. The following glossary represents guidelines for rating the specific items.

1 | Gait

Ask the subject to walk as he/she normally would on the street. Rate slowness of gait in this item, namely, the degree of reduction in speed and step, as well as decrease in pendular arm movement. Also consider the degree of stooped posture and propulsion phenomenon. When the intensity of these symptoms does not fit an anchor point, rate giving priority to the severest symptom observed in the subject. The degree of difficulty in initiating and/or terminating walking should also be considered in rating the item of bradykinesia.

0 = Normal.

1 = Impression of minimal reduction in speed and step of gait, and minimal decrease in pendular arm movements.

2 = Mild reduction in speed and step of gait with mild decrease in pendular arm movements. Mild stooped posture is also observed in some cases.

3 = Clearly slowed gait with greatly diminished pendular arm movements. Typical stooped posture and gait with small steps. Propulsion phenomenon is sometimes observed.

4 = Initiation of walking alone is barely possible. Even if gait is initiated, the subject shows shuffling gait with very small steps and no pendular arm movements are observed. Severe propulsion phenomenon may be observed.

2 | Bradykinesia

Reduced activity due to slowness and poverty of movements. Initiating movements is delayed and is sometimes difficult. Rate the degree of poverty of facial expression (mask-like face) and speech during interview (monotonous, slurred speech), as well.

0 = Normal.

1 = Impression of slowness in movements.

2 = Mild bradykinesia. Slowed movements and loss of muscle tone. Slight delay in initiation and/or termination of movements. Mild reduction in facial expression and rate of speech.

3 = Moderate bradykinesia. Clear impairment in initiating and/or terminating movements. Rate of speech is moderately slowed, and facial expression is moderately impaired.

4 = Severe bradykinesia, or akinesia. The subject rarely moves, or moves with great effort. Almost no changes in facial expression (typical mask like face). Markedly slowed speech.

3 | Sialorrhea

Rate the severity of excess salivation.

0 = Normal.

1 = Impression of minimal excess salivation during interview.

2 = Mild excess saliva pooling in mouth observed during interview. Little difficulty in speaking.

3 = Moderate excess salivation observed during interview. Often results in difficulty in speaking.

4 = Constantly observed severe excess salivation or drooling.

Appendix V - English version

4 | Muscle rigidity

Rate the severity of resistance to flexion and extension of the arms. Rate cogwheeling, waxy flexibility, and the degree of flexibility of wrists, as well.

0 = Absent.

1 = Impression of minimal resistance to flexion and extension of the arms.

2 = Mild resistance to flexion and extension of the arms. Mild cogwheeling is sometimes noted.

3 = Moderate resistance to flexion and extension of the arms. Obvious cogwheeling may occur.

4 = Extreme resistance to flexion and extension of the arms. The subject may maintain posture, when interrupted (waxy flexibility). Flexion and extension of the arms is sometimes impossible due to extreme muscle rigidity.

5 | Tremor

Repetitive, regular (4-8 Hz), and rhythmic movements observed in the oral region, fingers, extremities, and trunk. Rate principally giving greater weight to the frequency and the severity of the symptoms observed objectively, however, consider the degree of distress that the subject complains of and that of the effects on the subject's quality of life due to the symptoms, as well.

0 = Absent.

1 = Non-specific minimal tremor, and/or mild tremor observed intermittently in a single area.

2 = Mild tremor is observed persistently in a single area. Mild tremor in two or more regions and/or moderate tremor in a single area are observed intermittently.

3 = Moderate tremor is observed persistently in a single area. Moderate tremor in two or more regions and/or severe tremor in a single area are observed intermittently.

4 = Severe generalized tremor, and/or whole body tremor.

6 | Akathisia

Akathisia consists of subjective inner restlessness, such as awareness of the inability to remain seated, restless legs, fidgetiness, and the desire to move constantly, and of objective increased motor phenomena, such as body rocking, shifting from foot to foot, stamping in place, crossing and uncrossing legs, pacing around. Rate giving greater weight to the severity of subjective symptoms and use the increased motor phenomena as evidence to support subjective symptoms. For example, rate 0 when no awareness of inner restlessness is observed, and rate 1 when only non-specific indefinite inner restlessness is obtained, even if characteristic restless movements of akathisia are observed (pseudoakathisia). In rating akathisia, consider the presence or absence of restlessness throughout the entire examination, as well.

0 = Absent.

1 = Non-specific minimal inner restlessness.

2 = Awareness of mild inner restlessness not always resulting in subjective distress. Characteristic increased motor phenomena of akathisia may be observed.

3 = Moderate inner restlessness. Results in uncomfortable symptoms and distress. Characteristic restless movements of the legs derived from the subjective inner restlessness, such as body rocking, shifting from foot to foot and stamping in place, are observed.

4 = Severe inner restlessness. Results in the inability to remain seated, or moving the legs constantly. Obviously distressing condition which may induce disturbed sleep and/or anxiety states. Subject strongly desires relief of symptoms.

7 | Dystonia

Dystonia is a syndrome induced by the hypertonic state of muscles, manifested by stiffness, twisting, spasms, contraction, and persistent abnormal position of muscles observed in the tongue, neck, extremities, trunk, etc. Symptoms include tongue protrusion, torticollis, retrocollis, trismus, oculogyric crisis, Pisa syndrome, etc. Rate only the abnormal degree of increased muscle tone on this item. The degree of abnormal movements resulting from dystonia should be rated in the item of dyskinesia. Rate principally giving greater weight to the frequency and the severity of symptoms observed objectively, however, consider the degree of distress that the subject complains of and that of the effects on the subject's quality of life due to the symptoms, as well. Take the concomitant symptoms into consideration in rating this item, such as the subject's complaint of difficulty in swallowing, thickness of the tongue, etc.

- 0 = Absent.
- 1 = Impression of minimal muscle tightness, twisting or abnormal posture.
- 2 = Mild dystonia. Mild stiffness, twisting or spasms observed in tongue, neck, extremities, trunk, or mild oculogyric crisis. The subject does not always feel distress.
- 3 = Moderate dystonia. Moderate stiffness, twisting, contraction or oculogyric crisis. The subject often complains of distress related to the symptoms. Prompt treatment is desirable.
- 4 = Severe dystonia observed in trunk and/or extremities. The subject has marked difficulties with activities of daily living, such as eating and walking, due to these symptoms. Urgent treatment is indicated.

8 | Dyskinesia

Hyperkinetic abnormal movements. Apparently purposeless, irregular, and involuntary movements observed in face (muscles of facial expression), mouth (lips and perioral area), tongue, jaw, upper extremity (arms, wrists, hands, fingers), lower extremity (legs, knees, ankles, toes) and/or trunk (neck, shoulders, hips). Choreic and athetoid movements are rated, but tremor is not included. Rate principally giving greater weight to the frequency and the severity of abnormal involuntary movements observed objectively, however, consider the degree of distress that the subject complains of and that of the effects on the subject's quality of life due to the symptoms, as well. Rate movements that occur upon activation one less than those observed spontaneously.

- 0 = Absent.
- 1 = Non-specific minimal abnormal involuntary movements are observed. Mild abnormal involuntary movements are observed intermittently in a localized area.
- 2 = Mild abnormal involuntary movements are observed persistently in a localized area. Mild abnormal involuntary movements in two or more regions and/or moderate abnormal involuntary movements in a localized area are observed intermittently.
- 3 = Moderate abnormal involuntary movements are observed persistently in a localized area. Moderate abnormal involuntary movements in two or more regions and/or severe abnormal involuntary movements in a localized area are observed intermittently.
- 4 = Severe abnormal involuntary movements are observed. The subject has difficulty with activities of daily living due to the symptoms.

9 | Overall severity

Rate overall severity of extrapyramidal symptoms, considering the severity and the frequency of individual symptoms, the degree of distress that the subject complains of, that of the effects on the subject's activities of daily living due to the symptoms, and that of the necessity for their treatments.

- 0 = Absent.
- 1 = Minimal or questionable.
- 2 = Mild. Hardly affects the subject's activities of daily living. Not always feels distress.
- 3 = Moderate. Affects the subject's activities of daily living to some degree. Often feels distress.
- 4 = Severe. Affects the subject's activities of daily living significantly. Strongly feels distress.

© Toshiya INADA, M.D.

DIEPSS (Drug-induced Extrapyramidal Symptoms Scale) Evaluation Sheet for All Items

Study: _____ Code: _____

Patient: _____ 0 = None, Normal

Rater: _____ 1 = Minimal, Questionable

Date of evaluation: Mo. ____ Day ____ Yr. ____ 2 = Mild

Time of evaluation: ____ ~ ____ 3 = Moderate

Read the rater's manual of DIEPSS carefully, for detailed explanation of anchor points. 4 = Severe

Circle one as appropriate.

1 Gait
Shuffling, slow gait. Evaluate the degree of reduction in speed and step, decrease in pendular arm movement, stooped posture and propulsion phenomenon.
0 1 2 3 4

2 Bradykinesia
Slowness and poverty of movements: Delay and/or difficulty in initiating and/or terminating movements. Rate degree of poverty of facial expression (mask-like face) and monotonous, slurred speech, as well.
0 1 2 3 4

3 Sialorrhea
Excess salivation.
0 1 2 3 4

4 Muscle rigidity
Resistance to flexion and extension of upper arms. Rate cogwheeling, waxy flexibility, lead-pipe rigidity and the degree of flexibility of wrists, as well.
0 1 2 3 4

5 Tremor
Repetitive, regular (4-8 Hz), and rhythmic movements observed in the oral region, fingers, extremities, and trunk.
0 1 2 3 4

6 Akathisia
Subjective inner restlessness and related distress; awareness of the inability to remain seated, restless legs, fidgety feelings, desire to move constantly, etc. Rate increased motor phenomena (body rocking, shifting from foot to foot, stamping in place, crossing and uncrossing legs, pacing around, etc.), as well.
0 1 2 3 4

7 Dystonia
Symptoms induced by the hypertonic state of muscles. Stiffness, twisting, and persistent abnormal position of muscles observed in tongue, neck, extremities, trunk, etc. Rate tongue protrusion, torticollis, retrocollis, trismus, oculogyric crisis, Pisa syndrome, etc.
0 1 2 3 4

8 Dyskinesia
Hyperkinetic abnormal movements. Apparently purposeless, irregular, and involuntary movements observed in face, mouth, tongue, jaw, extremities and/or trunk. Include choreic and athetoid movements, but do not rate tremor.
0 1 2 3 4

9 Overall severity
Overall severity of extrapyramidal symptoms.
0 1 2 3 4

© Toshiya INADA, M.D.

DIEPSS評価用紙（本書 Appendix　v頁）を
100部1セットで販売しております。
ご希望の際は、お近くの書店にご注文ください。
1セット：1,000円＋税

著者略歴：

稲田　俊也（いなだ　としや）

国立大学法人　東海国立大学機構　名古屋大学
大学院医学系研究科　精神医療学寄附講座　特任教授

大阪府生まれ。慶應義塾大学医学部卒業。慶應義塾大学病院精神神経科，社会福祉法人桜ヶ丘保養院（現桜ヶ丘記念病院），米国ミシシッピ州立大学メディカルセンター，国立精神・神経センター精神保健研究所室長，名古屋大学大学院医学系研究科精神生物学分野助教授，帝京大学ちば総合医療センターメンタルヘルス科教授，公益財団法人神経研究所附属晴和病院院長，名古屋大学大学院医学系研究科精神生物学分野准教授を経て2021年4月より現職。1994年6月に第19回国際神経精神薬理学会においてRafaelsen賞，2008年10月に第18回日本臨床精神神経薬理学会において学会奨励賞を受賞。1994年6〜9月に米国ハーバード大学医学部精神科マックリーン病院に留学。主要著書に，「ひと目でわかる向精神薬の薬効比較　エビデンス・グラフィックバージョンシリーズ（じほう，2002-2005）」，「向精神薬：わが国における20世紀のエビデンス（星和書店，2000）」，「薬原性錐体外路症状の評価と診断（星和書店，1996）」，「遺伝研究のための精神科診断面接 [DIGS] 日本語版（星和書店，2000）」，「主観欠損症候群評価尺度日本語版 [SDSS-J]（じほう，2003）」，「観察者による精神科領域の症状評価尺度ガイド（じほう，2004）」，「ヤング躁病評価尺度日本語版（YMRS-J）による躁病の臨床評価（じほう，2005）」，「各種ガイドライン・アルゴリズムから学ぶ統合失調症の薬物療法（アルタ出版，2006）」，「精神疾患の薬物療法ガイド（星和書店，2008）」，「改訂版　SIGMAを用いたMADRS日本語版によるうつ病の臨床評価（じほう，2009）」，「改訂版　観察者による精神科領域の症状評価尺度ガイド（じほう，2009）」，「DIEPSS: A second-generation rating scale for antipsychotic-induced extrapyramidal symptoms: Drug-induced Extrapyramidal Symptoms Scale. (Seiwa Shoten Publishers, 2009)」，「大うつ病性障害の検証型治療継続アルゴリズム STAR*D (Sequenced Treatment Alternatives to Relieve Depression)：その臨床評価とエビデンス（星和書店，2011）」がある。

DIEPSSを使いこなす
改訂版　薬原性錐体外路症状の評価と診断

2012年3月8日　初版第1刷発行
2022年4月15日　初版第3刷発行

著　者　稲田俊也
発行者　石澤雄司
発行所　㈱星和書店
　　　　〒168-0074　東京都杉並区上高井戸1-2-5
　　　　電話　03（3329）0031（営業部）／03（3329）0033（編集部）
　　　　FAX　03（5374）7186（営業部）／03（5374）7185（編集部）
　　　　http://www.seiwa-pb.co.jp

© 2012　稲田俊也　　　Printed in Japan　　　ISBN978-4-7911-0802-2

DIEPSS（英語版） A second-generation rating scale for antipsychotic-induced extrapyramidal symptoms : Drug-induced Extrapyramidal Symptoms Scale	稲田俊也 著	B5判 80p 3,800円
大うつ病性障害の検証型 治療継続アルゴリズム STAR*D（Sequenced Treatment Alternatives to Relieve Depression）： その臨床評価とエビデンス	稲田俊也 編著 山本暢朋、 佐藤康一、 藤澤大介、 稲垣中 著	A4判 80p 2,800円
精神疾患の薬物療法ガイド	稲田俊也 編集・監修 稲垣中、伊豫雅臣、 尾崎紀夫 監修	A5判 216p 2,800円
米国国立精神保健研究所 分子遺伝学研究グループによる **遺伝研究のための 精神科診断面接 〔DIGS〕日本語版**	稲田俊也、 伊豫雅臣 監訳	B5判 240p 4,400円
向精神薬：わが国における 20世紀のエビデンス	稲田俊也 編集・解説 稲垣中、大槻直美、 吉尾隆 編集協力	A4ヨコ 152p 4,600円

発行：星和書店　http://www.seiwa-pb.co.jp　価格は本体（税別）です